全国中医药行业中等职业教育"十三五"创新教材

中级育婴员培训指南

主 编 牛秀美 臧素华

中国中医药出版社

·北 京·

图书在版编目（CIP）数据

中级育婴员培训指南/牛秀美，臧素华主编 . —北京：中国中医药出版社，2018.8

全国中医药行业中等职业教育"十三五"创新教材

ISBN 978 - 7 - 5132 - 5136 - 5

Ⅰ.①中… Ⅱ.①牛… ②臧… Ⅲ.①婴幼儿 – 哺育 – 中等专业学校 – 教材 Ⅳ.①R174

中国版本图书馆 CIP 数据核字（2018）第 167559 号

中国中医药出版社出版

北京市朝阳区北三环东路 28 号易亨大厦 16 层

邮政编码　100013

传真　010 64405750

山东百润本色印刷有限公司印刷

各地新华书店经销

开本　787×1092　1/16　印张 7.75　字数 169 千字

2018 年 8 月第 1 版　2018 年 8 月第 1 次印刷

书号　ISBN 978 - 7 - 5132 - 5136 - 5

定价　40.00 元

网址　www.cptcm.com

社 长 热 线　010 – 64405720

购 书 热 线　010 – 89535836

维 权 打 假　010 – 64405753

微信服务号　**zgzyycbs**

微商城网址　**https://kdt.im/LIdUGr**

官方微博　**http://e.weibo.com/cptcm**

天猫旗舰店网址　**https://zgzyycbs.tmall.com**

如有印装质量问题请与本社出版部联系（010 64405510）

《中级育婴员培训指南》编委会

主　编　牛秀美　臧素华

副主编　田　敏　孙国才

编　委（以姓氏笔画为序）

万辉琴	王　焕	王　赛	王旭振
牛　青	包春蕾	兰晓明	冯学华
戎　琪	曲瑞莲	吕　晶	刘素梅
刘海霞	孙　娜	孙丽萍	孙秀凤
杜素红	李　明	杨亚敏	杨宝林
邱丽丽	佟新格	宋小妹	张　珊
张　瑾	张学增	范倩倩	周维娜
单安娜	赵　鹏	赵君环	胡　晓
侯晓丰	宫阳阳	徐晓娜	栾　娜
唐　敏	黄冠男	魏俊颖	

前　　言

　　育婴员是为适应我国社会发展需要应运而生的新兴职业。其主要工作内容是进入家庭、社区或早教机构中为 0～3 岁婴幼儿提供生活照料、保健护理和教育的服务。对在校的护理专业的学生进行育婴员职业技能培训，考取职业资格，是将学校人才培养模式和社会的需求紧密结合的重要举措，为学生拓展就业思路，拓宽就业渠道，使学生实现多证就业、多证上岗，为提升就业择业水平搭建了良好的平台，深受学生和家长们的欢迎。

　　本教材由基础知识、技能操作和模拟练习试卷三部分构成，包括职业基本要求及相关知识、生活照料、保健护理、实施教育等相关内容。根据中级育婴员国家职业标准的相关要求编写，是中级育婴员职业技能培训的参考用书。

　　该教材具有以下特点：

　　1. 突出了职业培训"能力为本"的教育理念。本教材的编写主要是针对培养学生理论和技能操作能力而编写的，每一个实训内容都由目的、用物、操作流程、操作易出现的问题提示、考核标准等部分组成，评分标准以表格的形式来表现，评定各考核项目的综合分数。

　　编排新颖，操作流程一目了然，可操作性极强，便于学生掌握。另外，增加的操作常见问题，都是由一线实训指导教师多年的教学经验整理而成，使得学生掌握操作技能求精求细，同时还提高了评判性思维能力、处理临床实际问题的能力。

　　2. 体现了知识的先进性和时代性，反映了当前育婴员培训的现实与进展。本教材所讲述的知识点和实际操作都是育婴员必须具备的专业知识和技能，保证了学习与岗位的良好对接，因此不仅是学生学习育婴员职业技能的良师益友，也是培训教师的好帮手。

　　在编写过程中虽然编者均态度认真，勤奋努力，但仍可能存在疏漏之处，还请读者提出宝贵意见，以便修改与充实，并衷心希望本教材能在育婴员培训实践中发挥积极作用。

《中级育婴员培训指南》编委会

2018 年 7 月

目　录

第一部分 基础知识

育婴员的职业基本要求

一、职业道德与职业守则

（一）育婴员的职业道德规范

1. 遵纪守法是每一个从业人员必须具备的最起码的道德要求。
2. 诚实守信是中华民族的传统美德，同时也是优良的职业作风。
3. 热爱儿童必须要有爱心、耐心、诚心和责任心。
4. 育婴员是直接为婴幼儿、为家长、为社会提供服务的一种"窗口行业"，所以必须用真诚的态度对待工作。
5. 育婴员的思想观念、工作态度的正确与否和能力水平的高低，将直接决定和影响婴幼儿的生长发育、教育质量和社会效果。
6. 职业道德的特点是：具有纪律的规范性，具有行为的约束性，有助于维护和提高本行业的信誉。

（二）育婴员的职业定义

1. 育婴员是以家庭养育为主，对 0～3 岁婴幼儿实施科学的生活照料和教养的职业；是专门从事 0～3 岁婴幼儿生活照料、护理和教育，并指导家长科学育儿的人员。
2. 育婴员职业资格的基本条件包括：①身心健康、体力充沛；②具备初中及以上文化程度，喜欢孩子；③对 0～3 岁的婴幼儿有耐心；④具有一定的语言表达能力，能够和婴幼儿及其家长沟通；⑤善于观察，具有动手能力。
3. 育婴员的工作职责由于等级的不同，分为四个部分：生活照料、保健与护理、教育实施、指导与培训。
4. 育婴员的工作职责：①照顾婴幼儿的生活；②进行婴幼儿的日常卫生保健；③和婴幼儿一起游戏；④与婴幼儿家长交流、沟通。
5. 愿意从事育婴职业的人员应加强自身的职业能力，必须参加劳动职业技能培训和鉴定，通过培训取得职业资格证书。

（三）育婴员的职业守则

1. 育婴员的职业守则：①热爱儿童、爱岗敬业，热爱儿童是育婴员工作的基础；②诚信服务、善于沟通，诚信服务是育婴员职业意识的基本要求；③勤奋好学、钻研业务，勤奋好学是育婴员参加职业培训的基本态度，钻研业务是育婴员形成自身特色的必经之路。

二、安全工作常识和相关法律、法规

（一）居家安全与意外伤害的防范

1. 意外伤害是我国 0～14 岁儿童的首要死因。大量的伤害事故是由于照料者对环境认识不足或者照料不当引起的。

2. 冬季发生意外伤害的事故多为烫伤。夏季发生意外伤害的事故多为溺水。

3. 育婴员每天与家长交接婴幼儿时，应注意：①对婴幼儿的情况进行全方位的了解；②注意婴幼儿出现的特别现象；③对自己照料的婴幼儿情况进行如实汇报。

4. 婴幼儿上楼时，育婴员应在后面保护；婴幼儿下楼时，育婴员应在前面保护。

5. 外出坐车时，使用儿童安全座椅比把孩子抱在怀里更安全。

6. 容易发生气管异物吸入的食物是果冻。

7. 发生意外伤害事故后，育婴员应该做到：①仔细观察婴幼儿全身情况；②及时通知雇主家长；③尽早送医院。

（二）食品安全的意义、操作和管理

1.《中华人民共和国食品安全法》于 2009 年 2 月颁布实施。食品安全包括食品卫生、食品质量、食品营养等相关方面的内容，同时涉及食品（食物）的种植、养殖、加工、包装、贮藏、运输、销售、消费等环节。食品安全是个法律概念，食品安全是个社会治理概念，食品安全是生产安全和经营安全，食品安全是企业和政府对社会的责任和必须做出的承诺。

2. 容易产生食品安全问题有两个方面，一是食物原料的问题，二是食品添加剂的问题。食品添加剂包括防腐剂、色素、香精、甜味剂。防腐剂能抑制微生物，防止食物腐败变质。色素能增添食品的色彩。香精能增添食物的香味。

3. 采购食品时要考虑婴幼儿需要的营养素品种。

4. 育婴员照料婴幼儿生活中涉及的食品安全包括采购（储藏）、加工和喂食等几个环节。

（三）劳动法和劳动合同法相关知识

1. 只要用人单位和劳动者协商一致就可以变更劳动合同内容。

2. 用人单位不可以向员工收取押金。

3. 劳动合同的订立必须遵循以下原则：平等自愿的原则、协商一致的原则、合法原则、合理原则。

4. 《劳动合同法》将劳动合同分为固定期限劳动合同、无固定期限劳动合同和以完成一定工作任务为期限的劳动合同。

（四）妇女权益保障法和母婴保健法相关知识

1. 在我国，育龄妇女享有国家规定的产假。有不满 1 周岁婴儿的妇女，所在单位应当在劳动时间内为其安排一定的哺乳时间。

2. 《未成年人保护法》规定禁止拐骗、绑架、虐待未成年人。

3. 《中国儿童发展纲要（2011—2020 年)》中指出 0～6 个月婴儿母乳喂养率达到 50% 以上。

4. 婴儿的监护人应当保证婴儿及时接受预防接种。

5. 医疗、保健机构不得向孕妇和婴儿家庭宣传、推荐母乳代用品。

6. 母乳代用品产品包装标签应当在显著位置标明母乳喂养的优越性。

7. 《妇女权益保障法》的内容包括：禁止溺、弃、残害女婴；禁止歧视生育女婴的妇女和不育的妇女；禁止对妇女实施家庭暴力。

（五）未成年人保护法、儿童权利公约的相关知识

1. 《未成年人保护法》规定：①禁止溺婴和其他残害婴儿的行为；②禁止拐骗、绑架、虐待未成年人；③积极防治儿童常见病、多发病；④卫生部门应当做好对儿童的预防接种工作；⑤父母或者其他监护人抚养未成年人。

2. 儿童作为人类无异于成人，应平等共享相同的价值。父母应依法履行对未成年人的监护职责和抚养义务。

3. 《儿童权利公约》里儿童的权利包括：儿童的生存权、儿童的受保护权、儿童的发展权、儿童的参与权。

4. 育婴员必须了解相关法律知识，适时运用，提高自身工作能力，维护自身的基本权利。

相关知识

一、婴幼儿生长发育

（一）婴幼儿生长发育的特点和规律

1. 联合国儿童基金会将儿童期定为 0～18 岁。根据我国生活和教育情况，一般把从出生到成熟之间（0～18 岁）的发育过程分为六个阶段，指的是：新生儿期、婴幼儿

期、学龄前期、学龄期、少年期、青年期。0~3岁可以称为婴幼儿期，细分为新生儿期（0~1个月）、乳儿期（0~1岁）、幼儿期（1~3岁）。

2. 婴儿发育的主要特点是年龄越小，生长速度越快。

3. 幼儿期乳牙脱落是其发育过程中旧特征消失的主要表现之一。

4. 婴儿期的发育速度是一生中最快的，生长速度不是直线上升的，而是有阶段性的。正常新生儿头占身长的比例为1/4。婴儿阶段身体和运动技能的发育，遵循的规律是从头到足的发展规律。

5. 婴儿发育变化的特征：①大小的变化；②比例的变化；③旧特征的消失；④新特征的获得。

（二）婴幼儿运动系统解剖的生理特点及保健要求

1. 婴幼儿运动系统发育的特点：骨骼生长速度迅速，骨骼数量多于成人是因为有些骨骼尚未融合，骨骼柔软较易弯曲；婴幼儿关节发育不良，关节韧带松弛，关节窝浅，容易发生关节脱臼；足弓尚未形成。

2. 婴幼儿肌肉发育是按从上到下、从大到小的顺序进行的。婴幼儿手部的动作发育完成的时间是5岁。

3. 婴儿颈曲出现的时间是3个月左右；婴儿6个月能坐时出现胸曲；10~12个月学走时出现腰曲。

4. 婴幼儿头部骨骼尚未发育好。婴幼儿骨缝闭合要到4~6个月；后囟在3个月左右闭合；前囟闭合的时间是1~1.5岁。

5. 婴幼儿脊柱生理弯曲的正确描述：能抬头时出现颈曲，能坐时出现胸曲，学会行走时出现腰曲，6岁时形成的弯曲已固定。

（三）婴儿消化系统解剖和生理特点及保健要求

1. 婴幼儿乳牙总数为20颗。

2. 新生儿肠的长度为身长的8倍。

3. 新生儿胃容量为0~35毫升。婴儿因胃呈水平位，基层发育不完善，贲门张力低，胃容量有限，易发生溢奶或呕吐。新生儿出生时已具有吸吮和吞咽反射，出生后即可开奶。

4. 婴幼儿唾液腺发育差，分泌量极少，口腔比较干燥，3~4个月时唾液分泌开始增多，5~6个月时显著增多，因此经常发生流涎，称为生理性流涎。

5. 新生儿肝脏富有血管，结缔组织少，肝细胞再生能力强，不易发生肝硬化。

（四）婴幼儿呼吸系统解剖和生理特点及保健要点

1. 呼吸系统常以喉部为界，分为上、下呼吸道。上呼吸道包括鼻及鼻旁窦、咽及咽鼓管、喉。下呼吸道包括气管、支气管、毛细支气管、肺泡。

2. 婴幼儿呼吸系统生理特点：上呼吸道有调节温度作用；黏膜纤毛有清除作用；

肺回缩力较小，易发生换气不足；婴幼儿气管、支气管发育尚不完善，易发生感染，炎症致使管腔变得更窄，引起呼吸困难。

（五）婴幼儿运动、循环系统解剖和生理特点及保健要点

1. 新生儿心脏重 20～25 克。

2. 婴儿出生时迷走神经发育尚未完善，交感神经对心脏的作用占优势，因而心跳较成人更快。

（六）婴幼儿泌尿、生殖系统解剖和生理特点及保健要点

1. 组成泌尿系统的器官有肾脏、输尿管、膀胱、尿道。肾脏是重要的排泄器官和内分泌器官。

2. 新生儿肾脏相对较大，出生时两个肾重约 25 克，1 岁后接近成人水平。

3. 新生儿女婴尿道长为 1 厘米。外口暴露且接近肛门，易受粪便污染。男婴尿道较长，但常有包茎，易积垢，亦可引起细菌上行性感染。

（七）婴幼儿内分泌系统解剖和生理特点及保健要点

1. 内分泌系统的主要功能是促进和调节人体生长、发育、性成熟和生殖等生命过程。激素是内分泌系统借以调节机体生理代谢活动的化学信使。

2. 人体内分泌腺体有甲状腺、肾上腺、脑垂体、性腺。腮腺分泌唾液，不是内分泌腺。

（八）婴幼儿神经系统解剖和生理特点及保健要点

1. 新生儿脑平均重 350 克。6 岁接近成人水平达 1200 克。

2. 婴幼儿小脑功能发育较晚，其发育较完善的年龄为 5 岁。

3. 婴幼儿大脑皮层发育不完善，兴奋过程占优势，故易疲劳。

4. 婴幼儿在做许多动作时不准确，是因为神经细胞缺乏髓鞘。

5. 中枢神经系统包括大脑、小脑、脑干、脊髓。

6. 婴幼儿神经系统的特点：脑发育迅速，大脑容易兴奋、易疲劳，小脑发育晚，自主神经发育不全。婴儿小脑发育较晚，因此婴儿在 1～3 岁时走路不稳。

（九）婴幼儿感觉系统解剖和生理特点及保健要点

1. 婴幼儿常因上呼吸道感染引发中耳炎是因为鼻咽管平、短。

2. 婴幼儿皮肤的特点：保护功能差、代谢活跃、渗透作用强、体温调节能力差。婴幼儿易发生铅中毒主要是因为皮肤渗透作用强。婴幼儿易受凉或中暑，是因为皮肤对体温调节能力差。婴幼儿皮肤新陈代谢活跃，分泌旺盛，需经常清洗。

3. 婴幼儿眼睛的发育特点：眼发育不良、调节能力强、容易近视。

（十）婴幼儿心理发展的主要特点

1. 新生儿的脑重量为 350~390 克，3 岁的脑重量为 900 克。

2. 新生儿主要靠感官——眼、耳、口、手、鼻、皮肤来认识周围世界。

3. 婴幼儿时期是心理发展和生长发育最快的时期，生理、智力、情绪和社会行为各方面的发展互相影响。

4. 婴幼儿心理发展的主要特点：发展的连续性及年龄的阶段性、发展的稳定性和可塑性、对后续发展有重要作用、发展具有个体差异性。

（十一）婴幼儿感知觉能力发展的特点

1. 感觉是反映当前客观事物个别属性的认识过程。知觉是反映当前客观事物整体特性的认识过程。

2. 婴幼儿感觉能力包括视觉、味觉、听觉、皮肤觉。新生儿最早出现的感觉是皮肤觉。

3. 3 岁左右可以说出并理解的词汇数量是 1000 多个。

4. 能分辨 33℃和 31℃水温的月龄是 3 个月。

5. 新生儿对不同的味觉物质已有不同反应。颜色视觉开始发育的年龄是 4 个月。

（十二）婴幼儿运动能力的发展特点

1. 握持反射是新生儿手接触物体出现的反射。3 个月时，婴儿握持反射消失，出现了主动抓握。6~7 个月出现以视觉为线索的抓握。

2. 运动能力的发展可以分为粗大运动和精细运动两大类。

3. 运动能力发展的规律是由上而下，由近而远，由不协调到协调，由粗糙到精细。

4. 婴幼儿手功能发展成熟的过程：先用手掌尺侧握物，后用桡侧，再用手指；先会用 4 根手指以一把抓方式取物，后用拇指对食指捏取；先会抓握，后能主动放手；先会主动放手，后会抓握。

（十三）婴幼儿语言的发展特点

1. 婴儿能笑出声的年龄是 4 个月。

2. 1 岁到 1 岁半是婴幼儿理解语言的阶段。

3. 1 岁半~3 岁是婴幼儿积极的言语活动发展阶段。

4. 言语是引导儿童认识世界的基本手段之一，它不是生来就有的，而是后天学会的。言语使人的认识由感性水平上升到理性水平。

5. 0~1 岁为言语的发生期，包括牙牙学语、开始听懂别人话、自己说词。

（十四）婴幼儿记忆能力的发展特点

1. 5~6 个月时，婴儿可以再认自己妈妈。1 岁以前记忆能力比较差，只有再认而无重现。2 岁左右的幼儿可以有意识地回忆（重现）数天前的事件。3 岁左右的幼儿能再认 3 个月前的人和物。再认和重现的时间随年龄的增加而延长。

2. 记忆可分为感觉记忆、短时记忆、长时记忆。

（十五）婴幼儿思维和想象能力的发展特点

1. 人类的思维方式从发生到发展、成熟，要经历 18 ~ 20 年的时间。

2. 1 ~ 3 岁阶段主要产生的思维形式是感知动作思维。婴幼儿的具体形象思维是在 3 岁左右发展起来的，并在 3 ~ 6 岁思维活动中逐步占有主导地位。

3. 新生儿没有想象能力。

4. 1 ~ 2 岁婴幼儿想象活动能达到的是把一块饼干放到娃娃嘴里，抱娃娃睡觉。

5. 3 岁左右幼儿想象活动能达到的是装扮成医生给"病人"看病，装扮成妈妈给"婴儿"穿衣服。

（十六）婴幼儿注意特性的发展特点

1. 3 个月婴儿可以比较集中注意于某个感兴趣的新鲜事物。

2. 5 ~ 6 个月婴儿能够比较稳定地注视某一物体，但是持续时间很短。

3. 在整个 0 ~ 3 岁阶段，无意注意占有主导地位，有意注意还处于萌芽状态。

4. 注意是一种心理特性，而非独立的心理过程。注意分为有意注意、无意注意。

（十七）婴幼儿人际关系的发展特点

1. 0 ~ 1 岁婴儿首先发生的人际关系是亲子关系。

2. 1 岁后随着动作和言语能力的发展，开始出现玩伴关系。

3. 3 岁前建立的玩伴关系常常是一对一的活动。玩伴关系不可以由亲子关系代替。

4. 0 ~ 3 岁阶段主要发展的人际关系是亲子关系、玩伴关系。

（十八）婴幼儿自我意识和意志力的发展特点

1. 1 岁左右的婴幼儿，在活动过程中，能通过自我感觉逐步认识作为生物实体的自我。

2. 婴幼儿在成长过程中把自己作为一个社会自我的年龄是 2 ~ 3 岁。

3. 2 ~ 3 岁的幼儿会用言语来调节自己的行为，"我要"干什么，"我不要"干什么。

4. 新生儿的行为主要受本能反射支配，没有意志力。

5. 初步运动能力的掌握和运动的目的性，为婴幼儿意志力的产生准备了条件。

（十九）婴幼儿情绪和情感的发展特点

1. 0 ~ 3 岁婴幼儿的情绪和情感的最大特点是冲动、易变、外露。年龄越小特点越突出。

2. 良好的情绪和情感体验会激发婴幼儿积极的探求欲望与行动。

3. 婴幼儿的情绪更多地受外在环境变化的影响，而不是被稳定的主观心态来左右。

（二十）婴幼儿的气质特征

1. 心理学上根据情绪和活动发生的强度与速度方面的特点，把气质可以划分为四种类型：①多血质的特点是活泼、好动、喜欢与人交往、注意力容易转换。②胆汁质的特点是直率、热情、易于冲动、动作剧烈。③黏液质的特点是安静、稳重、动作缓慢、情绪不容易外露。④抑郁质的特点是孤僻、体验深刻、能觉察出别人觉察不到的细微事物。

2. 在气质的基础上，儿童个性的形成受后天环境、教育条件的影响极大。气质表现个人特点，并无好坏之分。

（二十一）婴幼儿学习特点和内容

1. 婴幼儿学习的特点：通过感官进行学习，在与环境的互动中自然学习，注意力集中时间短暂，学习需要反复进行。

2. 手眼协调动作是 0~3 岁婴幼儿发现问题和解决问题的方式，也是开发智力、促进心理发展的有效手段。

3. 0~3 岁是婴幼儿人格发展的最佳时期。

4. 婴幼儿是从成人的腔调表情和动作中来了解语言的，并尝试和练习说话的技巧。

5. 动作能力发展是婴幼儿机体生长发育的重要标志，也是生存和发展不可缺少的基本能力，婴幼儿有强烈的运动欲望。

6. 各种运动游戏有利于增进婴幼儿的感觉运动能力，有利于发展意识能力，有利于接触更多的人进行交往，有利于促进婴幼儿的身心发展。

7. 对待婴幼儿教育不可以特别关注其发展好的某一个领域，这样不利于婴幼儿的健康成长。

（二十二）及早发现婴幼儿发育过程的异常表现

1. 4 个月婴儿，对母亲不微笑，属于特殊表现，需要高度警惕。

2. 8 个月婴儿不会独坐，属于特殊表现，需要高度警惕。

3. 12 个月婴儿不会独走，属于特殊表现，需要高度警惕。

4. 婴幼儿暴怒发作时可对其采用暂时隔离法进行冷处理，但必须保证婴幼儿的安全。

5. 对待婴幼儿出现的攻击性行为不可以采取体罚的方式处理。因为体罚本身就会对攻击性行为起到示范的作用。

6. 0~3 岁婴幼儿常见的发育行为问题：吮手指、屏气发作、交叉擦腿动作、暴怒发作和攻击性行为。

（二十三）0~3 岁婴幼儿教育的意义

1. 过早进行专业训练是婴幼儿教育的误区。

2. 婴幼儿的教育应该是尊重婴幼儿权利的教育。教育的目的是让婴幼儿在快乐中学、在快乐中体验、在快乐中生活、在快乐中成长。

3. 0~3 岁婴幼儿正处在大脑发展的关键期、言语发展的关键期、感觉发展的关键期、自我意识形成的关键期。

二、婴幼儿营养与保健

（一）婴幼儿能量的消耗作用

1. 儿童能量消耗中，各部分所占比值是：基础代谢占 50%、排泄消耗占 7% ~ 10%、生长和运动占 35% ~ 40%。

2. 儿童膳食中蛋白质、脂肪和碳水化合物提供的热能分别为，蛋白质占 15%，脂肪占 30% ~ 35%，碳水化合物占 50% ~ 55%。

3. 与成人相比，小儿特有的能量需要是生长发育。婴幼儿生长发育所需的热量与生长发育速度成正比：生长速度越快，所需能量越多。

4. 膳食中的维生素和矿物质虽不产生能量，但是是重要的营养素。

5. 一个好动、睡眠少、哭闹的婴幼儿体力活动的消耗要比一个多睡觉、安静的婴幼儿多 2 ~ 3 倍；1 千卡 = 4.2 千焦耳。

6. 平衡膳食包括比例恰当、饮食定量、品种多样。

（二）蛋白质、脂肪、碳水化合物的生理作用和食物来源

1. 蛋白质是人体的"建筑材料"，构成了酶、激素、抗体等生理活性物质，维持机体内环境稳定，提供必需氨基酸。人体中的蛋白质不仅仅来源于动物蛋白，如禽、肉、鱼、蛋和奶制品等，还来源于大豆、谷物等。

2. 脂肪的生理作用：保护内脏和维持体温；构成组织成分；促进脂溶性维生素吸收；提供必需脂肪酸；提供能量，1 克脂肪可提供 9 千卡能量。猪油中必需脂肪酸含量最低。必需脂肪酸是组成细胞膜的重要成分，可以促进大脑和视力的发育。

3. 碳水化合物具有保肝、解毒功能。主要食物来源是各种薯类、谷类。1 克碳水化合物提供 4 千卡能量。碳水化合物供给不足易引起酸中毒，摄入过多则引起肥胖。

4. 维生素 D 属于脂溶性维生素。

（三）膳食纤维和水的生理作用

1. 婴幼儿营养状况的评价指标：体格生长的测量，实验室的检查，膳食调查结果评价。

2. 纤维素是通过在大肠中吸收水分，使粪便变软，保持大便通畅，摄入过多时，会影响其他营养素如钙、铁、锌的吸收。膳食维生素可以预防胆结石、结肠癌等。

3. 婴幼儿脱水易引起体内代谢紊乱、水电解质平衡失调。当婴幼儿脱水量达体重的 20% 时，会有生命危险。

4. 1 岁以内婴儿每天每千克体重需水量为 120 ~ 160 毫升，2 ~ 3 岁为 100 ~ 140 毫升。

5. 婴幼儿每日水的交换率比成人快 3~4 倍，所以婴幼儿比成人更不耐受缺水。

6. 水是维持生命的必需物质；水是人体营养物质及代谢产物运输的载体；水能调节人体的体温，保持体温恒定；水是人体关节、肌肉和脏器的润滑剂；饭前、饭后不宜大量饮水，易引起消化不良。

7. 三餐提供的热能也要平衡，一般早餐提供 20%，午餐 35%，晚餐 30%，点心 15%。

8. 合理的膳食应遵循的原则：热量适宜、营养素均衡、自然食物、价廉物美。

（四）维生素和矿物质的生理作用和来源

1. 维生素 A 缺乏会引起干眼症、夜盲症。新生儿、早产儿缺乏维生素 E 可产生红细胞性贫血

2. B 族维生素主要来源于谷物的外皮和胚芽中。缺乏 B 族维生素，可引起婴儿脚气病。

3. 幼儿缺乏 B 族维生素表现为口唇干裂，口角发炎，偶见角膜充血和畏光。

4. 影响维生素 C 吸收的因素：牛奶煮沸后再喝；蔬菜加热熟烂后再吃；食用经储存、冷冻的食物。缺乏维生素 C 引起坏血病。

5. 锌的食物来源为牡蛎、肝、肉、蛋。出现厌食症、味觉差是由于缺乏矿物质锌。

6. 碘主要贮存于人体的甲状腺中。碘元素在胎儿期和新生儿期缺乏会引起脑发育不良和严重智力低下，成人则出现"大脖子病"。

7. 母乳中钙、磷比例合适，钙的吸收率较高，母乳喂养的婴幼儿多患佝偻病的较少。

8. 99% 的钙存在于骨骼和牙齿中，能使骨骼和牙齿坚硬。

9. 钙缺乏时，婴幼儿会出现手足抽搐、骨密度降低、心脏搏动紊乱、凝血功能下降。

10. 钾缺乏时会出现肌无力或麻痹、心音低弱。

11. 铁缺乏时会引起红细胞减少，产生小细胞低色素性贫血。来自动物性食物中的血红素铁在人体内的吸收率比来自植物性食物中的非血红素铁高。

（五）有效提高婴幼儿膳食营养状况的方法

1. 1 岁后乳制品最为理想的保证是每日 400~500 毫升。为了提高婴幼儿膳食营养，可将食物做成各种样式，增加婴幼儿食欲。

2. 蔬菜用油炒后的能量密度比不炒的蔬菜高。

3. 植物油中的必需脂肪酸含量比动物脂肪高。

4. 维生素主要存在于新鲜水果和蔬菜中。

5. 热能平衡主要指三大营养素即蛋白质、脂肪和碳水化合物之间的供热要平衡，维生素和无机盐之间的比例也要适当，各种事物之间的比例也要适当。

6. 平衡膳食应包含五大种类的食物分别是，主食：大米、面粉、粗粮等；含蛋白

质较丰富的食物如：肉、鱼、禽、蛋、奶等；含无机盐和维生素较丰富的食物如水果蔬菜；提供热能的食物如动物脂肪、植物油。

7. 氨基酸、胆固醇、磷脂、维生素能促进脑发育。

（六）计划免疫和预防接种的概念和内容

1. "五苗防七病"，五苗是指卡介苗、脊灰疫苗、乙肝疫苗、白百破三联疫苗、麻疹疫苗。

2. 婴儿乙肝疫苗的接种的时间分别是出生、1足月、6足月。

3. 麻疹疫苗初种的时间为生后满8个月。

4. 1岁内婴儿接种脊髓灰质炎活疫苗的时间分别是2足月、3足月、4足月。

5. 被动免疫是直接给易感者相应的抗体，使之获得免疫，比主动免疫维持的时间短，只能作为暂时预防。

6. 疫苗是由病菌、病毒或其产生的毒素制成的，经过杀灭和减毒处理，有一定毒性。

7. 计划免疫有严格的操作程序，不能随意更改。一些接种者会产生疫苗接种副反应。

（七）婴幼儿接种后的观察和护理

1. 预防接种后局部化脓、晕针、过敏等是异常反应。

2. 接种后应在现场观察15~30分钟后再离开。接种后多饮水、多休息、注意保暖。感冒、轻度低热应暂缓预防接种。先天性免疫缺陷者，不宜进行免疫接种。最近注射过白蛋白、多价免疫球蛋白者，6个星期内不应接种麻疹疫苗。

3. 个别婴幼儿口服脊髓灰质炎活疫苗后，可有恶心、呕吐、皮疹、腹泻等症状，能够自愈。

4. 卡介苗是用来预防结核病的，是每一个健康的新生儿必须接种的疫苗。卡介苗的接种方法为皮内接种，注射部位是左上臂外侧。新生儿体重<2500克者、早产儿、出生时严重窒息者、吸入性肺炎者不能接种卡介苗。

（八）婴幼儿预防接种的注意事项

1. 属于国家计划外预防疫苗的是：甲肝疫苗、风疹疫苗、轮状病毒疫苗。有的城市将乙脑、流脑纳入计划免疫。流感疫苗未被列入国家计划内预防免疫。

2. 接种部位有严重皮炎、湿疹及化脓性皮肤病者暂缓预防接种。

（九）婴幼儿营养性疾病的预防措施

1. 喂养不当是婴幼儿营养不良最常见的原因。体重不增或减轻是营养不良的最初症状。营养摄入不足的营养性疾病多见于3~6岁儿童。科学喂养、食物多样化、合理安排生活起居是预防营养性疾病的措施。

2. 营养性疾病的特征：严重时皮肤发亮；大便不好，有时拉稀，有时便秘；个子矮小，消瘦；血红蛋白低。

3. 预防营养性疾病，应补充食品多样性，婴幼儿喂养切莫填鸭式，合理安排婴幼儿的生活起居，多补钙、勤补铁。

4. 单纯性肥胖症的病因：脂肪或糖摄入过多；缺乏适量的体育锻炼；营养过剩，偏嗜高热量食物。

（十）佝偻病的预防护理

1. 维生素 D 缺乏是婴幼儿佝偻病的主要病因。幼儿从出生后两周开始就要补充维生素 D，尤其早产儿和双胎儿。

2. 婴幼儿每日需钙量为 500 毫克。食物中钙磷比为 1∶1 时，钙吸收率最高。

3. 母乳喂养儿患佝偻病较人工喂养儿少，是因为母婴乳中钙、磷比例合适。

4. 佝偻病患儿表现：易受惊、爱哭闹、夜惊、多汗、烦躁不安；学步后出现 "O" "X" 型腿；方颅、肋骨串珠、鸡胸；多汗，睡眠不安。预防佝偻病的措施：补充维生素 D，多进行户外运动，多晒太阳；适当补充钙剂，多食乳蛋肉等；广泛开展健康教育。

（十一）缺铁性贫血预防和护理

1. 营养性缺铁性贫血多见于 6 个月 ~2 岁的婴幼儿。缺铁性贫血的表现：皮肤黏膜苍白；疲乏无力；食欲减退。

2. 人体需要的铁来源于食物和衰老红细胞被破坏后释放的铁。酸性食物山楂片等可以促进铁的吸收。动物瘦肉、肝含铁量丰富。食物中菠菜含铁虽较多，但吸收差。

3. 双胎儿、早产儿开始补充铁剂的时间是 3 个月。

4. 菠菜中的草酸、谷物中的植酸会影响铁的吸收。

（十二）婴幼儿肺炎、哮喘的观察和护理

1. 新生儿出生后，随着从母体获得的 IgG 抗体减少，患上呼吸道感染的机会从 6 个月开始增加。

2. 哮喘是指每年反复咳嗽和喘息在 3 次以上。哮喘患儿家里忌养小动物。哮喘是一种慢性呼吸道疾病，表现为呼气性呼吸困难。

3. 婴幼儿肺炎高热时体温每升高 1℃，心搏增快 10 ~15 次/分，患儿可出现烦躁、惊厥甚至昏睡和昏迷，肺炎时的热型表现为稽留热。患儿肺炎时，应多喝水，食物要清淡，易于消化，没有食欲，不要勉强。婴幼儿肺炎时，要多变换体位。

4. 哮喘时应避免室内吸烟，限制患儿运动量，避免过度劳累，保持合适的温湿度。

5. 婴幼儿肺炎的临床表现有发热、咳嗽、气急、口唇发绀。

（十三）婴幼儿麻疹、水痘的观察与护理

1. 麻疹的主要传播方式是飞沫传播。麻疹的皮疹最早出现于耳后。麻疹出疹的特点是发热 3 ~4 天后出疹。麻疹患儿应在家隔离治疗至出疹后五天。麻疹全身中毒症加重时体温高达 40℃，皮疹消退后，会留有糠麸样细小脱屑，感染后有较持久的免疫力。

2. 水痘的传染源是水痘患者。水痘的高发期是 3 ~ 4 岁。水痘分期分批地长出，可有红斑、丘疹、疱疹、结痂同时存在。水痘需严密隔离，不要外出。如病毒潜伏在体内神经末梢，会出现带状疱疹。通常发热 1 ~ 2 天后出疹。

（十四）日常保健与护理原则

1. 上呼吸道指鼻、咽、喉。

2. 过度紧张、神经系统异常、白天发生惊吓是婴幼儿夜惊的原因。

3. 婴幼儿酒精擦浴应取 50% 的酒精一份，配上一份温水。若患儿出现发绀寒战时，应停止擦浴，擦拭顺序应先从颈部开始，然后到腋下依次进行。

4. 对于经常呕吐的婴幼儿，喂奶后可采取侧卧位。

5. 正常婴幼儿体温：腋下体温为 36 ~ 37℃。

6. 为高热患儿降温，可将冰袋放于头部。

7. 当婴幼儿鼻出血时，不要指导患儿抬头后仰止血，以免影响评估判断。

8. 百日咳一般需 6 ~ 8 周才可痊愈，需要耐心细致的护理和治疗。

9. 婴幼儿日常保健应注意：早发现，早诊断，早治疗；运动锻炼，增强体质；预防为主，做好卫生消毒；保证良好的饮食和睡眠状况。

10. 高热惊厥多见于 6 个月 ~ 3 岁的婴幼儿。婴幼儿惊厥的急救措施是保持镇静，采用物理降温；用手指掐人中穴，头偏向一侧；就近治疗，注射镇静剂及退烧针。

（十五）婴幼儿患病的观察和护理

1. 婴幼儿就医时应注意告知医生关于患儿的药物过敏史。

2. 失水量为体重的 5% ~ 10% 属于中度脱水。

3. 婴幼儿发热时应经常开窗通风；多喝水；体温≥39.4℃，可温水擦浴。

4. 婴幼儿腹泻后，要及时清洁患儿的肛门及臀部，防止红肿和破损。

5. 病毒性肝炎的预防应做到：养成饭前便后洗手的习惯；不吃不洁的食物，不喝生水；隔离接触者；预防接种。

6. 婴幼儿发热的过程包括体温上升期、高热持续期、退热期。

（十六）婴幼儿的饮食和用药护理

1. 培养婴幼儿良好的饮食习惯应做到：定时、定位进餐；饭前一个半小时内不吃零食；注意饮食卫生。

2. 婴幼儿用药时药物既能治病也能致病；小儿腹泻可口服补液盐；婴幼儿对药物的解毒功能和耐受能力均不如成人，用药必须严格准确。

3. 有关婴幼儿发热，最重要的护理措施是多喝水。

4. 美林混悬滴剂不良反应少，偶有皮疹耳鸣。

5. 婴幼儿用药量是根据年龄和体重计算的。

6. 伊可新可用于治疗夜盲症、佝偻病、干眼症、皮肤角化症。

（十七）家庭药箱的配置

1. 家庭药箱常备的内服药有：退热药、感冒药、腹泻药、咳嗽药。75% 酒精、碘伏、消毒纱布、绷带、胶布、创可贴也是家庭药箱必备的物品。

2. 婴幼儿肠绞痛发作的表现：突然发作，哭闹剧烈，可持续 2~3 小时；面色潮红、腹胀、双腿卷曲；双手握拳、脚冰冷。婴幼儿肠绞痛一般不会在进食进水后突然好转。

3. 当婴幼儿拒绝服药时，不可捏住双鼻强行灌药；严格按医嘱给药，剂量做到准确无误；任何药物不得与食物混合喂服，不主张用奶瓶喂药。

4. 口服补盐液是补充电解质药物。酵母片的作用是治疗消化不良。

（十八）婴幼儿五官保健与护理

1. 慎用链霉素、庆大霉素、卡那霉素等耳毒性抗生素，以免引起药物中毒性耳聋。

2. 做眼睛的保健时，婴幼儿应有专门的毛巾和脸盆；婴幼儿五官护理时切勿用手指挖婴幼儿的鼻孔；不要随便给婴幼儿挖耳垢；切忌滥用眼药水。

3. 婴幼儿 1~3 岁完成眼的发育，根据不同的月龄，视力在 0.2~0.6 属于正常情况。

4. 3 个月的婴儿，已经对声音有定向反应，根据儿保要求，定期进行听力检查。

5. 婴幼儿眼睛异常的状况有充血、眼屎增多、怕光流泪、内外斜视。

6. 婴幼儿牙齿出齐后，应养成良好的刷牙习惯；戒除吮手指、咬嘴唇的不良习惯；少吃甜食，补充能量；不含食物睡觉。

三、婴幼儿食品制作

（一）婴幼儿点心、果蔬的制作要点及注意事项

1. 鲜榨混合蔬果汁适合的年龄是 8 个月以上。

2. 给婴幼儿添加点心的时间距离下顿主食至少 1 小时。

3. 容易引起过敏的蔬果原料是草莓。

4. 婴幼儿需要通过添加点心的方式，补充主食热能和各种营养素的摄入不足。婴幼儿的零食不可以选择油炸食品、膨化食品。

5. 蔬果汁饮用的注意事项：应由少量开始，开始要稀释后食用，过敏体质婴幼儿应避免给予引起过敏的原料。

（二）0~6 个月婴儿食物选择要点及注意事项

1. 人工喂养或混合喂养的婴儿在去除奶粉调配时的水量后，余下的水分按照每日每千克 120 毫升。

2. 纯母乳喂养的婴儿添加辅食的开始时间是满 6 个月。母乳喂养时一般可以不必加水。

3. 0～6 个月的婴儿食物以乳类为主；母乳分泌不足时，选择婴儿配方奶粉；纯母乳喂养时满 6 个月添加辅食；混合喂养或人工喂养满 4～5 个月开始添加辅食。

（三）母乳喂养的好处及注意事项

1. 母乳是婴儿最理想的食品，是适合 6 个月以内婴儿生长发育需要的天然营养品。母乳中含有丰富的牛磺酸，能够促进婴儿大脑的发育。

2. 母乳的特点：母乳是婴儿最好的食物；母乳中含有免疫成分，增加婴儿抵抗力；母乳中含有调节因子。

3. 按照母乳喂养的多少，纯母乳喂养可分为几乎母乳喂养和完全母乳喂养。

4. 母乳喂养的好处：更适合婴儿消化吸收；预防儿童过敏性疾病的发生；有利于母亲产后恢复；增强母婴情感。母婴感情是任何代乳品所不能比拟的。

（四）指导母乳喂养

1. 按需哺乳可以保证婴儿有较强的吸吮力，而有力的吸吮是促进乳汁分泌的重要因素。新生儿每日喂哺次数是 10～12 次以上。

2. 母乳喂养时，评估乳量是否充足的最佳指标是婴儿体重增长情况。

3. 母乳营养丰富，含有婴儿生长所需多种营养成分。

4. 母乳喂养时应注意补充维生素 D。

5. 评估母乳是否充足的指标：婴儿体重增长情况、婴儿排泄情况、婴儿睡眠情况、其余指标比如乳房感觉及婴儿吞咽声。

（五）婴幼儿喂养常见问题的处理

1. 预防婴儿食物过敏，给其添加蒸蛋（全蛋）的年龄最好满 9 个月。

2. 训练婴儿学习吞咽、咀嚼的关键期是 6 个月。

3. 引起婴儿食物过敏的主要物质是食物中的蛋白质。婴儿食物过敏的表现：皮肤湿疹、呕吐或腹泻、反复咳嗽。常见的致敏食物是羊奶、鸡蛋、小麦、豆类。

4. 婴儿消化道发育不够完善，所以发生溢奶现象是正常的。

（六）混合喂养和人工喂养的方法

1. 关于人工喂养，每次保证喂哺 10～15 分钟。

2. 人工喂养时应首先选择配方奶粉。奶粉量和水量的配比需要按照奶粉包装上的说明严格操作。

3. 为婴儿选择奶瓶时，应考虑容量和材质。可根据月龄准备多个容量大小不同的奶瓶。

（七）婴儿辅食添加的原则和方法

1. 目前主张纯母乳喂养的婴儿开始添加辅食的时间是满6个月。

2. 婴儿辅食添加的原则：及时、足量、安全、适当。

3. 泥糊状食物是婴儿必要食物，不是辅助食品。

4. 婴儿添加辅食的要求：从一种到多种、从少量到多量、从稀薄到稠厚、从精细到粗糙。每次添加新的辅食需要观察3~4天。

（八）婴儿辅食添加的时间和注意事项

1. 7个月婴儿添加辅食的安排有厚粥、碎菜、鱼泥。

2. 婴儿辅食添加应该遵照年龄阶段有顺序的添加。

3. 应该在婴儿身体健康时尝试新的食物，不强迫其进食。

4. 婴儿辅食添加的目的：学习进食、补充营养、促进生长发育、为断乳做准备。

（九）常用代乳品的选择和冲调的注意事项

1. 过敏体质婴儿喂哺时可以选择豆类配方奶。

2. 鲜牛奶：以酪蛋白为主、脂肪球较大、矿物质含量高。

3. 在用量匙取奶粉时，应为平匙。

4. 在母乳不足或考虑断奶时，首选配方奶来哺喂婴儿。

5. 常用的代乳品有：婴儿配方奶粉、鲜牛奶、以豆类为基础的配方奶粉。

（十）米粉的选择和冲调方法及注意事项

1. 用米粉给婴幼儿添加辅食，最好选择含铁的米粉。

2. 冲调米粉应用75℃热开水冲调。

3. 给婴儿添加米粉的根据：根据婴儿的消化能力；根据婴儿的食欲。

（十一）奶粉的选择和冲调的注意事项

1. 冲调配方奶粉对水的要求是将开水冷却至30~40℃。

2. 冲调奶粉的操作步骤是确定奶量—加水—加奶粉—摇匀—试温。

3. 冲调配方奶粉时，奶粉与水的比例根据奶粉包装上的说明。

4. 冲调奶粉的稀释液应该是温开水。

5. 淀粉含量较高的奶粉冲调后呈糨糊状，属于劣质奶粉。

6. 冲调奶粉的注意事项：奶粉量和水量的配比按奶粉说明书操作，避免奶液过浓或过淡；奶具应做好清洁消毒；用量匙取奶粉时，应为平匙。

7. 冲调奶粉三要点是清洁、正确、新鲜。

（十二）7~12个月婴儿食物选择要点及注意事项

1. 为保证婴儿正常体格和智力发育，建议给7~12个月婴儿每天提供的奶量是500~

700 毫升。

2. 对 7~12 个月的婴儿首选食物是烂面。

3. 乳类是 7~12 个月婴儿营养的主要来源。

4. 辅食的量按照婴儿月龄的大小、男女性别的差异以及个体差异略有不同。

5. 1 岁以内婴儿膳食的调味料可以加的有适量的油、糖、盐。

（十三）13~18 个月幼儿食物选择要点及注意事项

1. 海鱼类有利于幼儿神经和视网膜发育。

2. 13~18 个月幼儿的主食是米、面。

3. 1 岁后的幼儿的膳食制作中可以少量加盐。

4. 13~18 个月幼儿食物的选择应按照营养全面丰富，易于消化的原则。

5. 花生、洋葱、杏仁、油炸食品不适合幼儿食用。

（十四）19~24 个月幼儿食物选择要点及注意事项

1. 科学的膳食搭配可改善幼儿大脑发育，首先要保证的食物是粮谷类。

2. 幼儿的肾脏功能发育尚未完善，摄入过多的盐将加重心脑负担，引起水肿。

3. 进食不足将导致幼儿营养不良，而进食过量又会造成超重和肥胖。

4. 19~24 个月幼儿的发育仍不够完善，食物以清淡、易消化为佳。可适当提供稍硬些的小块食物，增加牙齿咀嚼力，促进牙弓、颌骨发育，比如馒头片、面包干。

（十五）25~36 个月幼儿食物选择要点及注意事项

1. 25~36 个月幼儿各餐次热量分配中早餐占 25%，中午餐占 30%，晚餐占 30%。

2. 为维护消化道的摄食、消化、吸收和排泄的工作节奏张弛有度，幼儿的一日生活安排应逐渐相对固定且有规律。

3. 营养作为体格发育的物质基础，是影响儿童生长发育的重要外在因素。

4. 良好的幼儿一日饮食规律习惯是：饮食安排逐步定时定量；避免暴饮暴食、偏食挑食；注意防范厌食；避免边吃边玩等行为。

四、婴幼儿作息安排与习惯培养

（一）合理作息与婴幼儿生长发育的关系

1. 合理作息应从出生开始。

2. 合理作息与婴幼儿的生长发育密切相关。婴幼儿睡眠不足，可直接影响他的生长发育。婴儿睡眠不足，可引起食欲不振、精神不振、运动不足。

3. 生长激素的分泌在睡眠时明显升高。分泌生长激素的器官是下丘脑。

4. 合理作息的意义：睡眠有利于婴幼儿脑细胞发育；睡眠有利于婴幼儿身高的增长；合理作息可保护婴幼儿神经系统的正常发育。

（二）安排婴幼儿作息的要点及注意事项

1. 合理安排作息的注意事项：进食后不要立刻进行游戏等户外活动，每次进食的间隔时间不能太短，婴幼儿白天睡眠不宜过多，安排婴幼儿作息，既要遵循一般规律原则，又要有适当灵活调整。

2. 3 岁前婴幼儿易疲劳，是因为神经系统发育不完善。

3. 育婴员对新生儿逐渐调整其作息时间，有利于婴幼儿的生长发育。

4. 养成婴幼儿良好生活习惯，包括每天按时进食、按时睡眠、按时排便、规律运动。

5. 每个同龄的婴幼儿在睡眠、进食、活动时具有共同规律，但有个体差异。

（三）7~12 个月婴儿饮食、睡眠、活动的共性和差异

1. 7~12 个月婴儿每天睡眠时间为 14~15 小时。母乳喂养每天哺乳次数为 2~3 次。若人工喂养，每天喂配方奶粉的次数为 3~4 次。每天白天睡眠次数为 2 次。春秋季每天安排户外活动时间为 2~3 小时。

2. 婴儿睡眠的规律是婴儿越小，睡眠时间越多而持续时间越短。健康婴儿的睡眠状态是入睡后安静、呼吸均匀、头部略有微汗、时有微小表情。

3. 婴儿进食规律是越小，进食量越少，次数越多。

4. 7~12 个月婴儿能完成的大动作是坐稳、爬行、扶站、扶走和独走几步。

（四）13~18 个月幼儿饮食、睡眠、活动的共性和差异

1. 13~18 个月幼儿每天睡眠时间为 14 小时。夜间睡眠时间为 >10 小时。在春秋季每天可安排户外活动时间为 3 小时。育婴员每天安排主餐次数为 3 次，点心 2~3 次。

2. 13~18 个月幼儿每天喂哺的正确次数是：白天 3 次主餐；3 次点心；每加 1 次营养粥或营养面时减 1 次配方奶。

3. 13~18 个月幼儿，主食已经由奶类向粮谷类过渡，幼儿喂养不再以奶类为主，而以米面作为主食。

（五）19~24 个月幼儿饮食、睡眠、活动的共性和差异

1. 19~24 个月幼儿每天睡眠时间约为 13 小时。每天白天只睡一觉；午觉睡眠时间为 2 小时左右；夜间睡眠时间 11 小时左右。

2. 19~24 个月幼儿，育婴员可安排其与成人一起一日三餐，中间喂点心 2 次。白天睡眠一次。每天室内活动、游戏 2~3 次；每天户外活动 2 次。

（六）25~36 个月幼儿饮食、睡眠、活动的共性和差异

1. 25~36 个月幼儿每天睡眠时间约为 12 小时。白天午睡 1 次，2 小时；夜间睡眠 10 小时。白天主餐 3 次，点心 2 次。每日室内活动，游戏 2~3 次；每日户外活动 2 次。

2. 小红 3 岁，活泼好动，育婴员应引导她进行如下训练：自己吃饭、穿衣、穿鞋。

3. 3 岁的小明为配合幼儿园作息，育婴员每天让其午睡。

4. 对 3 岁幼儿、育婴员应做的训练是：自己吃饭；自己穿鞋、扣衣扣；骑小电动车。

（七）婴幼儿饮食习惯养成的要点及注意事项

1. 育婴员喂食婴幼儿时，应给婴幼儿专用餐具和固定位。婴幼儿每次进餐时间应控制在 20～30 分钟。

2. 婴幼儿进食时，不要边看电视边吃；不可以边玩边吃；也不可以边逗乐边喂。任何时候婴幼儿对食物失去兴趣就应该认为自己吃饱了，应停止喂食，拿走食物。

3. 给婴幼儿喂食时，应吃一口，咽一口，再喂下一口，防止发生意外。在饥饿状态下进食，会减少偏食挑食。色香味俱全的食物可提高婴幼儿食欲，减少偏食挑食。

4. 养成婴幼儿良好饮食习惯包括：进食要定时、定位；不偏食、不挑食；吃一口、咽一口；专心进食。

5. 对偏食挑食的婴幼儿，应做到餐前不吃零食，饿了再喂，不在婴儿面前议论某种食物不好吃。

（八）训练辅助婴幼儿使用餐具的要点及注意事项

1. 喂食泥状食物应用小匙喂食。进食时，不可让婴幼儿"玩"食物。

2. 婴儿 7 个月时，应训练及鼓励自己手抓盘中食物进食。

3. 婴幼儿 12～15 个月时，鼓励并训练用匙进食。

4. 2 岁的幼儿可以训练其自己拿杯子喝水。

5. 7 个月之前婴儿进餐时，育婴员可抱婴儿在身上喂食。1 岁半的幼儿可固定在专用餐桌椅内用餐。2 岁以后的幼儿可坐在专用小餐椅上，在小餐桌上用餐。

（九）婴幼儿不同月龄饮食习惯的变化

1. 6 个月婴儿每天需配方奶量为 900 毫升左右。7～12 个月婴儿每天需配方奶量为 600～700 毫升。13～36 个月幼儿每天配方奶量为 400～500 毫升。6 个月后开始加米粉。

2. 出生 4 个月内的婴儿以吮吸流质为主。4 个月之后可加少量米粉、蛋黄。7 个月可用匙喂食泥状食物。1 岁以后幼儿以固体、谷类食物为主食。

（十）良好饮食习惯的培养及注意事项

1. 婴儿能自己手抓食物试着往嘴里送的月龄为 7 个月。

2. 幼儿能自己独立吃饭的月龄约为 15 个月。

3. 10 个月时，婴儿对餐具表现出浓厚兴趣，并试图自己动手。

4. 为培养婴幼儿的动手能力，促进手指灵活运动及协调，应鼓励婴幼儿自己使用餐具。

5. 为培养婴幼儿独立吃饭能力，育婴员正确的做法是：①只要将婴幼儿小手洗干净，就可以让其抓食物来吃；②对婴幼儿抓饭吃的过程中的撒漏，不批评、不制止；③食物做成方便婴幼儿抓握及用匙进餐的形式；④每次食物量不要太多，使婴幼儿容易吃完，增加吃饭成就感。

（十一）为婴幼儿营造良好的进餐环境

1. 为婴幼儿开饭前应做好准备。从学吃饭起就固定好婴幼儿的就餐桌；提前十分钟提醒孩子"再过十分钟就开饭了"；食物的色香味俱佳，促进食欲。

2. 适合婴幼儿手抓进食的食物是面包片、饼干、萝卜条。

3. 训练婴幼儿使用小匙吃饭时，选择小块食物，便于使用小匙；育婴员张大嘴巴，把小匙放进嘴里，示范给婴幼儿看；边示范，边训练，边鼓励婴幼儿。

4. 婴幼儿学习手抓食物送进嘴巴过程中，允许多次尝试。可从 7 月龄开始训练婴儿手抓食物送进嘴里。

5. 婴幼儿开始使用小匙的时候，虽不能喂饱自己，但也是兴趣的培养。

6. 训练婴幼儿手抓食物进嘴时，育婴员给婴幼儿一块适于手抓的食物，育婴员手抓食物，张大嘴巴，放进嘴里，示范给婴幼儿看。应将食物一块一块地给婴幼儿，允许婴幼儿多次尝试。

（十二）辅助婴幼儿进餐的方法和注意事项

1. 一般婴幼儿能独立进餐的月龄是 15 个月。

2. 健康的婴幼儿多大能自己吃饭，取决于什么时候给婴幼儿实践的机会。婴幼儿从七八个月起，手抓食物试着往嘴送，实际上是为用勺吃饭做准备。所以，训练婴幼儿手抓食物进食可以从其对手抓食物感兴趣的时候开始。

3. 宝宝学"吃饭"实质上是一种兴趣的培养，适时地鼓励赞扬婴幼儿使用小匙进食。

4. 婴幼儿自己使用餐具进餐的意义：有利于培养婴幼儿的动手能力，促进手指的灵活运动，锻炼手、眼、口的协调能力，促进神经肌肉的发育。

（十三）婴幼儿睡眠的生理特点

1. 婴儿浅睡眠的表现：眼皮慢慢垂下，眼睛完全闭起来。眼皮还在翻动，呼吸不规律。手脚是弯着的，露出睡眠笑容。会突然惊起或抽动。

2. 人在睡眠时的生理状态的表现：对外界刺激缺乏感觉和反应；大脑皮层及皮下中枢处于抑制过程、处于相对静止状态、能被唤醒。

3. 睡眠是大脑的基本活动，有助于大脑发育、有助于记忆力的增强、由入睡的浅睡眠进入到深睡眠。

4. 睡眠是人体维持生命的重要生理过程，分浅睡眠和深睡眠。

5. 新生儿的睡眠时间每天在 16～20 个小时。3 个月以内的婴儿睡眠短暂而频繁，很少连续睡眠超过 4 个小时。3 ～ 6 个月的婴儿开始进入睡眠稳定阶段。

6. 婴儿睡眠的功能：休息；增加大脑生长激素的释放，促进生长发育；促进大脑发育。

（十四）婴幼儿睡眠的功能及与生长发育的关系

1. 下丘脑分泌的生长激素在婴儿深睡眠时释放量达到一天中的 70% 左右。生长激素能够促进婴幼儿的骨骼、肌肉、内脏生长发育。随着婴儿的长大，睡眠规律应是白天醒着的时间变长，浅睡眠时间缩短，深睡眠时间变长。

2. 睡眠对脑功能的发育和发展有重要的促进作用，年龄越小，睡眠时间越长。

3. 睡眠是最好的休息，有利于储存足够的能量、减少组织代谢、恢复体力精力、继续生命活动。

（十五）婴幼儿睡眠的环境要求

1. 婴儿睡眠环境室温冬季应在 18 ～ 24℃，夏季 26 ～ 28℃。

2. 为婴儿布置温馨、舒适、安静的睡眠环境，要求室温不宜过冷、过热。上、下午至少各通风一次。避免装修材料的污染。

3. 坠床是婴儿睡眠最易发生的事故。

4. 比较符合生理特点的睡姿是右侧卧位，好处是：不压迫心脏、有利于食物的运送、有利于食物的消化、有利于食物的吸收。

（十六）培养婴幼儿良好睡眠习惯养成的要点及注意事项

1. 培养婴幼儿良好睡眠习惯的要点：有节奏、有规律地安排婴幼儿睡眠程序；避免一切不良和妨碍睡眠的因素；养成和保持早睡早起的习惯。

2. 按时入睡，醒即起床，合理安排日间小睡。注意夜间不打扰婴幼儿睡眠，在其安睡时任其按生理规律熟睡。能保证充足高质量的睡眠是养成和保持婴幼儿良好睡眠的习惯的正确的做法。

3. 安抚婴幼儿入睡的注意事项：注意睡眠中的窒息问题、睡前不要过度兴奋、睡前不要饥饿或过饱、不能强迫婴儿睡觉。

（十七）婴幼儿睡眠过程中常见问题的处理方法

1. 婴幼儿睡眠过程中的常见问题：入睡困难、害怕分离、夜醒、夜哭、睡时蹬被子。

2. 防止婴儿晚上熟睡后蹬被子的措施：冬季让婴幼儿睡在睡袋里。睡前让婴儿安静，不要太兴奋。选择轻软而保暖性好的棉质被子，根据季节更换被子的厚薄。

3. 成年人可以很快从醒着的状态进入深睡眠。婴幼儿在进入深眠状态前要先经过浅眠阶段。入睡困难是婴幼儿常见的生理现象。大部分婴幼儿都是害怕分离的。

4. 婴幼儿的一个睡眠周期只有 1 ～ 2 个小时，一晚可有好几个周期，在每个周期之间醒一下或哭几声是正常的。

（十八）安抚婴幼儿入睡的操作及注意事项

1. 安抚婴儿入睡时应搂抱婴儿入睡；轻拍婴儿入睡；陪伴入睡。

2. 婴儿睡眠后的观察包括睡姿、脸色、是否出汗、被子是否捂住口鼻等。

3. 为使婴儿有安全感也便于母乳喂养，可以将婴儿床贴着母亲的大床。

4. 婴儿床安置步骤是放平床垫，铺平床单，套上枕套被套。

5. 注意婴幼儿睡眠中的窒息问题，应观察婴幼儿的脸色和呼吸。

6. 让婴儿睡得舒服，睡姿很重要，比较符合生理特点的是右侧卧位。

7. 用于轻拍婴幼儿入睡的节奏是每分钟约 60 下。

8. 安抚婴儿入睡须做到每天固定睡前程序；尽早培养独立入睡的习惯；婴儿入睡后观察睡姿、脸色；适时给予照料。

（十九）婴幼儿控制大小便的生理基础和特点

1. 婴幼儿在 18～24 个月期间，能自己决定蹲坐便器或到厕所大小便。

2. 婴幼儿想要大小便时的表现：缩到安静的地方，停止玩耍，蹲坐。

3. 训练婴儿控制大小便的能力，没有绝对的时间规律。训练婴儿控制大小便的能力，应在其对排便有了自己的意识时进行。正在大小便中的婴幼儿会抓住尿布，发出"咕哝"声，双脚交叉。

4. 训练婴儿控制大小便的能力，没有绝对的时间规律。训练婴儿控制大小便应具备的条件：肛门和膀胱具有了控制能力；对排便有了自己的意识；能够听懂成人的口语表示。

（二十）婴幼儿各年龄段大小便的一般规律

1. 2～5 个月的婴儿定时喂养有利于定时排便，一般于睡醒后、喂奶后的排便时间是 0.5～1 小时。

2. 3～3.5 岁的幼儿基本具备了大小便自理能力。

3. 婴儿坐便要控制好时间，一般不超过 5 分钟。

4. 6～12 个月的婴儿排便时的动作表情是眼睛瞪大、定睛、脸红、用力屏气。

5. 对婴幼儿反复频繁地提出大小便要求，会干扰情绪、造成紧张、逆反心理、焦躁不安。

（二十一）婴幼儿大小便习惯养成的要点及注意事项

1. 培养婴幼儿良好的大小便习惯可以培养自律能力，培养生活能力、适应社会和集体生活的需要。

2. 对 2 岁以后的男孩要注意培养其站立小便的习惯。

3. 培养婴儿控制大小便习惯有利于建立健康的行为和生活方式。

4. 培养婴儿控制大小便习惯的意义：有利于建立健康的行为和生活方式、有利于提高机体的工作效率、有利于婴幼儿独立性的发展、有利于婴幼儿社会行为的发展。

5. 培养婴儿控制大小便习惯的训练方法：成人先做示范动作，提前几分钟提醒，使用合适的便盆，放在固定位置，给予鼓励和表扬。

（二十二）训练婴幼儿使用便器的方法

1. 训练婴幼儿使用便器时态度要严肃，不能一边嬉戏，一边训练。
2. 2 岁以后的婴幼儿乐于接受大小便训练。
3. 为养成排便习惯，不可以用强迫的方式训练。
4. 婴幼儿可以选择的便器有：坐式坐便器、跨越式坐便器、坐厕圈。

（二十三）常见婴幼儿大便异常的识别

1. 纯母乳喂养的婴幼儿的大便，呈黄色或金黄色、稍酸不臭、黏糊状；有时稀薄状微带绿色。
2. 人工喂养的婴幼儿的大便，呈颜色淡黄略干燥、质较硬有臭味；有时便内有酪蛋白凝块。
3. 若婴幼儿大便油亮，黄色，奶油状则表示脂肪过多。
4. 婴幼儿大便异常的表现：①婴幼儿大便呈脓血样，则表示细菌感染；②婴幼儿大便呈果酱样，则考虑肠套叠；③婴幼儿大便呈绿色，则考虑受凉或饥饿；④若婴幼儿大便臭味加重，则考虑蛋白质过多；⑤若婴幼儿大便带有血丝，则考虑肛裂。
5. 当发现婴幼儿大便呈果酱样、大便中带有血丝、大便呈黑色、脓血便时，应及时去医院就诊。

（二十四）常见婴幼儿小便异常的识别

1. 婴幼儿尿液呈浑浊样是脓尿，表示有尿路感染。
2. 当婴儿尿量少时，要考虑原因可能是奶量不够。
3. 血尿是尿液内含有血液或红细胞，多见于血液病、肾炎、尿路结石、尿道损伤。

（二十五）为婴幼儿更换尿布的方法和注意事项

1. 无论布尿布还是纸尿布，都应在除去大小便后再处理。
2. 尿布、便器不可以和其他东西一起清洗消毒。
3. 新生儿裹尿布时上缘一定不要覆盖脐部。给婴幼儿裹纸尿布时，要紧贴腿部、腰部、腹部。
4. 婴幼儿每次大便后，清洗臀部后，在空气中暴露 1～2 分钟，可以减少红臀的发生。给婴幼儿更换和检查尿布，一般安排在喂奶前、睡醒后、睡觉前。
5. 小便尿布的清洗步骤是清水中浸泡 30 分钟用中性皂液洗涤，流动水漂洗干净，日光下晒干。
6. 给新生儿裹尿布正确的操作是新生儿裹尿布时不要把双腿伸直，以免影响髋关节发育。

五、婴幼儿生长监测

（一）婴幼儿年龄分期及各期的特点

1. 联合国儿童基金会将儿童期定为 0～18 岁。根据我国的生活条件和教育情况，从精卵结合至小儿出生前称胎儿期。自胎儿娩出、脐带结扎时起至出生后满 28 天，为新生儿期。出生后至满 1 周岁之前为婴儿期，又称乳儿期。1 周岁后至满 3 周岁之前为幼儿期。

2. 儿童在每个阶段的特点各不相同但又互相联系。儿童的每个年龄段都有相对稳定和独立的特点。

3. 新生儿期主要是适应外界生活的时期，每天都有新变化；乳儿期是需要成人生活照料较多的时期；幼儿期是学会走路、说话，开始独立活动的时期。

4. 生长发育在一定范围内受先天和后天因素的影响而存在差异。儿童生长发育每个阶段都有相对稳定和独立的特点。

5. 0～3 岁统称为婴幼儿期，也可以细分为新生儿期、乳儿期、幼儿期。

（二）婴幼儿正常体重的评估

1. 婴幼儿体重是身体器官、系统、体液的总重量。是衡量婴幼儿生长、反映婴幼儿营养状况的重要指标。婴幼儿体重是决定临床补液量和给药量的重要依据。

2. 体重计算方法：

0～6 个月体重（千克）＝出生体重＋月龄×0.7

7～12 个月体重（千克）＝6＋月龄×0.25

3. 婴幼儿出现体重增长偏离的因素是营养、疾病、遗传、内分泌、神经心理因素。

4. 婴幼儿年龄越小，体重增长越快。对出现体重增长偏离的婴幼儿应加强护理观察，并适时给予健康指导。

5. 婴幼儿体重增长有一定的规律性。体重不足或增加缓慢、停滞提示营养不良或慢性病。体重是反映婴幼儿营养状况的重要指标。婴幼儿体重增长过快，超过一般规律，应检查是否肥胖。

（三）婴幼儿生长发育的主要指标

1. 婴幼儿生长发育的主要指标是形态指标与生理功能指标。

2. 身高和体重是婴幼儿生长发育最重要的形态指标。

3. 根据《散居儿童保健工作常规》，婴幼儿生长发育的体格检查应按月龄定期进行。

4. 婴儿出生后第一年的前半年是生长发育最快的时期。

（四）婴幼儿生长发育的评价方法

1. 婴幼儿生长发育的评价包括：发育水平、发育速度、发育均衡程度。

2. 婴幼儿生长发育的评价方法：①身体指数评价法是根据人体各部之间的比例关系，用数学公式将相关指标联系起来进行评价；②发育离差评价法是评价个体婴幼儿发育状况的方法；③发育年龄评价法用身体某些发育指标的水平制成标准年龄，对婴幼儿进行评价；④百分位数评价法。

3. 婴幼儿生长发育评价的任何一种方法都不能完全满足对其进行全面评价的要求。

（五）婴幼儿体重增长的规律和测量体重的意义

1. 正常婴儿出生时平均体重为 3 千克，正常婴儿出生前半年平均每月增加体重 700 ~ 800 克，正常婴儿 2 岁到青春前期平均每年增加体重 2 千克。

2. 新生儿出生数日内，可出现生理性体重下降，一般不超过 3%。生后 10 日左右恢复到出生时体重。若超过 10% 应去医院就诊。

3. 测量婴幼儿体重的意义：体重是身体器官、系统、体液的总重量。体重是衡量婴幼儿生长状况的重要指标。体重是决定临床补液量和给药量的重要依据。体重是反映婴幼儿营养状况的重要指标。

（六）婴幼儿体重测量方法及注意事项

1. 1 ~ 3 岁的婴幼儿测量体重可采取的体位是坐位。

2. 婴幼儿体重测量前，育婴员首先要做的是安抚婴儿情绪，然后脱去婴儿衣服及尿布。

3. 测量体重时婴儿可穿单衣裤，不可穿棉衣裤。体重的读数应保留至整数。

4. 婴幼儿体重增长偏离包括体重过重和低体重。

5. 婴幼儿体重计算公式如下：

1 ~ 6 个月体重（千克）= 出生体重 + 月龄 ×0.7

7 ~ 12 个月体重（千克）= 6 + 月龄 ×0.25

2 ~ 10 岁体重（千克）= 年龄 ×2 + 8

（七）婴幼儿身长增长的规律和测量身长的意义

1. 2 ~ 12 岁幼儿身长的计算方法：身长（厘米）= 年龄 ×7 + 70。

2. 婴幼儿身长增长偏离是指高身材和矮身材。

3. 婴幼儿身高是反映骨骼发育的重要指标。身高代表头、脊柱及下肢长的总和。足月新生儿出生时身长平均 50 厘米。婴儿出生第一年，身长可增加 25 厘米。婴儿 1 岁时身长可达 75 厘米。

（八）婴幼儿身长测量方法及注意事项

1. 婴幼儿身长是从头顶至足底的长度值。婴幼儿身高代表头、脊柱及下肢长的总和。

2. 3 岁以下的婴幼儿测量身长的方法是采用卧式身长测量仪测量身高。

3. 测量婴幼儿身长正确的方法：婴幼儿身长是从头顶至足底的长度值；测量过

程中要安抚孩子保持情绪愉快；由于婴幼儿好动，在推动滑板时动作应轻快、稳重；婴幼儿仰卧位时应使其双眼直视正前方，头枕部、肩胛部、臀部及双足跟要紧贴测量板。

（九）婴幼儿头围增长的规律和测量头围的意义

1. 婴幼儿头围大小反映脑、颅骨的发育程度。头围是指眉弓上缘经枕后结节绕头一周的长度。正常新生儿出生时头围约为 34 厘米。

2. 婴幼儿头围测量以出生后 2 年最有价值。头围明显过小常提示小头畸形、脑发育不良。头围增长过快可提示脑积水等疾病。

（十）婴幼儿头围测量方法及注意事项

1. 头围是指眉弓上缘经枕后结节绕头一周的长度。婴幼儿头围大小反映脑、颅骨的发育程度。正常新生儿出生时头围约为 34 厘米。

2. 测量婴幼儿头围的操作顺序是安抚婴幼儿—测量—读数—整理用物—洗手—记录。

3. 测量婴幼儿头围正确的方法是将软尺 0 点固定于头部右侧眉弓上缘，将软尺紧贴头皮绕过枕后结节最高点至左侧眉弓上缘回至 0 点，读出数值至 0.1 厘米。

4. 测量婴幼儿头围的注意事项：测量时避免过长的软尺在婴儿面前晃动，保护脸部安全。先粗略估计婴幼儿头围长度，将多余软尺卷曲成团握于手心。完成测量后将软尺轻轻移开头部，避免弄伤婴幼儿头皮。

（十一）测量婴幼儿前囟的意义和方法

1. 婴儿前囟门由额骨和顶骨骨缝构成，前囟门于 12~18 个月闭合，最迟 18 个月闭合，早于 6 个月闭合或超过 18 个月未闭合均为异常。后囟门由枕骨和顶骨骨缝构成，后囟门于出生后 6~8 周闭合。

2. 婴幼儿前囟门凹陷可见于脱水或重度营养不良。婴儿囟门关闭较晚，头围过大，多见于脑积水、佝偻病等。

3. 婴幼儿囟门闭合的早晚在某种程度上与脑的发育及疾病影响有关。前囟门饱满或隆起紧张、波动增强可见于各种原因的颅内压增高。

（十二）婴幼儿胸围增长的规律和测量胸围的意义

1. 测量婴幼儿胸围的意义：胸围代表肺、胸廓及胸部肌肉的发育。新生儿时胸围约为 32 厘米，比头围小 1~2 厘米。正常情况下，婴儿出生时的胸围比头围小 1~2 厘米。平均 32 厘米。1 岁左右婴儿的胸围与头围相等，约为 46 厘米。

2. 胸围是双侧乳头往双侧肩胛骨绕胸部一周的长度。胸围小说明胸内心、肺等器官发育差。胸围大可能与佝偻病造成的"鸡胸"有关。

3. 婴幼儿胸廓发育落后的有关因素有营养因素、上肢锻炼不足、胸廓锻炼不足。

4. 头围与胸围除了反映各自的发育情况外，它们之间的比例对观察婴幼儿的发育情况也很重要。

（十三）婴幼儿胸围测量方法及注意事项

1. 为 3 岁以下的婴幼儿测量胸围的体位是卧位。

2. 6 个月以内的婴儿测量胸围应每月一次。

3. 7～12 个月的婴儿测量胸围应每两月一次。

4. 给婴儿测量胸围时要安抚孩子使其保持愉快，并注意保暖。育婴员测量婴儿胸围前要洗手剪指甲。

5. 测量婴幼儿胸围的方法：婴幼儿取卧位，两手自然平放或下垂；将软尺 0 点固定于右侧乳头下缘，将软尺紧贴皮肤；经两侧肩胛骨下缘至左侧乳头下缘回至 0 点；取婴儿平静呼、吸时的中间度数。

（十四）婴幼儿体格发育测量工具的使用方法

1. 测量新生儿体重常用的工具是杠杆式访视秤或婴儿磅秤，最大载重 10 千克。

2. 3 岁以下测身长取卧位。测身高的工具是卧式身长测量仪。

3. 给 2 岁的宝宝测量头围，育婴员应立于宝宝的前方或右方。

4. 给 3 岁的宝宝测胸围时，应使其处于安静状态，立位时双肩放松，双上肢自然下垂。

5. 坐高也称顶臀长，是从头顶至坐骨结节的长度。半岁以内的婴儿每月称一次体重，3 个月量一次身长。

6. 给婴幼儿测量体重时，用于测量新生儿体重的婴儿秤最大载重 10 千克，精确读数至 50 克。用于测量 1～6 岁婴儿体重的磅秤最大载重 50 千克，精确读数至 50 克。被测体重的婴儿只穿薄的背心和短裤，排空小便。体重测量以千克为单位记录，至小数点后两位。

六、婴幼儿常见症状护理

（一）婴幼儿发热的观察与护理

1. 发热的概念和原因

（1）发热即体温的异常升高。感染性疾病是发热的最常见的原因。非感染性疾病也可导致发热。发热是机体防御疾病的反应。

（2）婴幼儿发热由感染性及非感染性因素引起。婴幼儿急性发热以上呼吸道感染最常见，多数为病毒性。

（3）高热对机体产生的不良影响包括：高热使代谢率加快，耗氧量增加；高热时心搏加快，心血管负担增大；高热可使大脑皮层过度兴奋，产生烦躁、惊厥；高热时消化道分泌减少，消化酶活力降低。

（4）关于体温的正确描述：正常腋下体温在 36～37℃；37.1～38℃为低热；38.1～39.0℃为中热；39.1～41℃为高热；超过41℃为超高热。

2. 影响婴幼儿体温的因素

（1）婴幼儿饥饿、少动、保暖条件欠佳可使体温过低。进食、运动、哭闹、衣被过厚、环境温度过高可使体温略升高。

（2）长期发热是指持续发热2周以上。婴幼儿运动量大，代谢增加，所以运动和进食会使体温升高。

（3）婴幼儿体温有个体差异，有一定的波动范围，一日内清晨2～6时体温最低，下午5～7时体温最高。

3. 发热的过程及症状及观察

（1）体温上升期的表现：畏寒、皮肤苍白、无汗、皮肤温度下降、有的可出现寒战。

（2）婴幼儿发热退热期的表现为大量出汗和皮肤温度降低。

（3）婴幼儿高热持续期的表现为颜面潮红皮肤灼热、口唇干燥、呼吸和脉搏加快、尿量减少。

（4）婴幼儿发热应定时测量体温和记录体温，一般每4小时1次。当婴幼儿有高热或超高热及高热惊厥趋势应每1～2小时测量一次体温。

（5）婴幼儿发热给予退热处置后应观察有无体温骤降、大量出汗、软弱无力等现象。若大量出汗有虚脱表现应及时送医。婴幼儿发热应用退热措施后半小时应重复测量体温。

4. 婴幼儿发热的护理方法

（1）婴幼儿发热的护理措施：卧床休息，环境安静，衣被不可过厚；保持皮肤清洁，勤擦浴，及时更换衣被；保证充足水分摄入，流质半流质饮食；做好口腔护理。

（2）当婴幼儿体温在38.5℃左右或以上时需给予对症处理。

（3）测量体温的时间是休息半小时后、饭后1小时、安静时。

（4）婴幼儿发热应随时观察其有无神志改变、皮疹、呕吐、腹泻、淋巴结肿大等症状。

5. 物理降温的常用方法及注意事项

（1）关于温水浴和温水擦浴进行物理降温，温水可使血管扩张，使水分蒸发增加带走热量，使体温下降。

（2）婴幼儿体温在38.5℃左右或者以上时可以应用冰袋降温，可降低体表的温度，减少脑细胞耗氧量。给发热的婴幼儿冷湿敷的部位是前额、颈下、腋下、腹股沟。

（3）婴幼儿发热在擦浴过程中注意不要受凉，保护好腹部，擦浴完毕要擦干皮肤。当给婴幼儿酒精擦浴时出现寒战，神色、呼吸脉搏异常，应立刻停止。

（4）给高热的婴幼儿物理降温的方法：冷湿敷、枕冰袋、温水浴、乙醇擦浴。

（5）婴幼儿温水浴的正确描述：水温应比婴儿体温低1℃；盆浴时间应较短，操作要敏捷；适用于温暖和炎热的季节；室温在22～24℃的任何季节。

（二）婴幼儿哭闹的观察与护理

1. 当婴幼儿感到不适时首先表现的是哭闹。

2. 当婴幼儿不停哭闹时应保持镇静，同时认真查看婴幼儿全身，发现问题及时处理。排除排便、排尿、饥饿、过冷过热；从头到四肢抚摸一遍，查看有无皮肤损伤、五官异物。必要时送医。

3. 婴幼儿发生哭闹的原因：排便、排尿、饥饿、过冷过热；皮肤损伤、五官异物；疾病；情感需要。

（三）婴幼儿腹痛的观察与护理

1. 婴幼儿因感冒或便秘引起的轻度腹痛，可进行腹部按摩。可用手掌置于孩子腹部进行顺时针按摩，持续 3～5 分钟。当婴儿腹痛剧烈或伴有腹泻、呕吐、发烧等症状时应立即送医。

2. 婴幼儿便秘引起的腹痛表现为数日没有排便，腹部胀痛，没有食欲。

3. 婴幼儿如果没有感冒等其他症状，只是剧烈地哭泣或蜷缩肚子，这时就有必要考虑为腹痛。婴幼儿腹痛无其他伴随症状，精神好，可用热水袋热一下肚子。0～3 个月的婴儿腹痛时，让宝宝趴着睡可缓解腹痛。

4. 婴儿腹部胀痛、绞痛、痛疼轻重程度与病情并不一致。婴幼儿腹痛常见的原因是：便秘、肠套叠、肠蛔虫症、感冒、急性胃肠炎。

（四）婴幼儿腹泻的观察与护理

1. 导致婴幼儿腹泻的原因是病毒、细菌、食物中毒。

2. 婴幼儿腹泻的正确护理方法：注意腹部保暖，做好臀部护理；婴儿用过的便具、尿布、污染过的衣物及时洗涤消毒；密切观察婴儿排便次数和性状。

3. 婴幼儿腹泻时应进食高热量易于消化的食物。

4. 给婴幼儿养成饭前便后洗手的习惯，不喝生水不吃不洁的食物，有利于预防腹泻的发生。

5. 婴幼儿腹泻脱水的识别要点：嘴唇、口部及皮肤干燥；眼周出现皱纹、眼睛塌陷、眼泪少；小儿囟门塌陷；脸色苍白、尿少；精神疲乏、无力、肚子扁或腹胀。

（五）婴幼儿呕吐的观察与护理

1. 导致婴幼儿呕吐的原因是喂养不当、消化不良、消化道疾病、脑部疾病。

2. 婴幼儿呕吐时要观察呕吐物的色、量和性质，呕吐的方式及婴幼儿的精神状态。婴幼儿生理性呕吐一般会随着月龄的增长和胃肠功能的逐渐完善而好转。

3. 婴幼儿呕吐的护理方法：给婴儿喂奶后竖抱拍嗝，预防溢奶；婴儿发生呕吐时，将孩子侧向一边，以免发生呛奶；喂奶 1 小时以上仍出现呕吐，伴有呕吐物酸臭者，应就医。

4. 2 岁的宝宝突发呕吐，育婴员将宝宝抱起嘱其身体后仰，宝宝会将呕吐物误吸。

（六）婴幼儿便秘的观察及护理

1. 婴幼儿便秘的定义及发生的原因

（1）便秘是指大肠内积存过多或过久的废物；便秘是指大便太干或太硬；判断便秘还要看排便时用力程度。

（2）导致婴幼儿便秘的原因：饮水不足、饮食中含钙、蛋白质过多，纤维素过少使大便呈碱性、干燥，排便次数减少，引起便秘；生活没有规律，缺乏运动锻炼或缺乏定时排便的训练，可出现便秘；过多服用抗生素类药物，导致肠道内益生菌减少，肠功能紊乱。（饮食因素、习惯因素、疾病因素、药物因素）

2. 婴幼儿便秘的症状及护理要点

（1）判断是否便秘主要根据大便次数、大便质地的软硬、排便用力程度、痛疼与否。

（2）婴幼儿便秘的护理要点：饮食调整，增加富含纤维素的食物，实现食物多样化；腹部按摩，以肚脐为中心顺时针方向，每日 3 次按摩腹部，有助于排便；养成定时排便的习惯；遵医嘱使用开塞露和缓泻药。婴幼儿便秘不能经常使用开塞露、肥皂头通便。

3. 婴幼儿应用开塞露通便的方法及注意事项

（1）给婴幼儿用开塞露通便，应采取的体位是俯卧位。

（2）给婴幼儿用开塞露通便的正确操作：打开开塞露盖子，润滑开塞露的外口和颈部；取婴幼儿俯卧位，轻柔地将开塞露插入肛门内，慢慢将液体挤入肛门；协助排便，便后清洁整理。

（3）给婴幼儿用开塞露通便，操作过程中要注意保暖，避免着凉。

（七）婴幼儿皮肤的观察及护理

1. 婴幼儿皮肤的解剖和生理特点

（1）婴幼儿皮肤的解剖特点：保护功能差、代谢活跃、体温调节能力差、皮肤渗透作用强。

（2）婴幼儿皮肤的特点：婴幼儿皮肤细腻，角质层薄；婴幼儿皮肤新陈代谢快分泌物多，需经常清洗；婴幼儿皮肤的散热和保温能力都不及成人；新生儿体温调节能力差，易发生"脱水热"。

（3）婴幼儿皮肤渗透作用强，一些有害物质容易通过皮肤被吸收，引起中毒。

2. 婴幼儿皮肤的护理要点

（1）新生儿沐浴时水温保持在 39 ~ 40℃。新生儿衣物应柔软，易穿易脱。尿布清洁、柔软、吸水、透气。

（2）婴幼儿沐浴不宜选择游泳池里洗，可以选择的方式是：盆浴、淋浴或上下分开洗。

（3）婴幼儿皮肤锻炼可采取的方式：空气浴、日光浴、水浴。

（八）婴幼儿尿布皮炎的观察及护理

1. 婴幼儿尿布皮炎发生的原因、症状及预防

（1）尿布皮炎可由粪便潮湿污染、细菌及病毒感染引起。臀部皮肤长期受漂洗不净的湿尿布刺激，引起皮肤潮红破溃。臀部皮肤长期受尿液粪便刺激摩擦，引起皮肤潮红破溃。

（2）婴幼儿尿布皮炎的的表现是臀部皮肤潮红、破溃、糜烂及表皮脱落有细小的溃疡。

（3）粪便引起的尿布疹，皮肤像烧坏那样，出现红一整片的现象。细菌引起的尿布皮炎皮肤红、破溃、有细小的溃疡。病毒引起的尿布皮炎现有整片皮肤发红的症状，然后出现稀疏的红点似皮疹样。

（4）婴幼儿尿布皮炎的预防要点：平时要勤换尿布，保持臀部皮肤清洁、干燥。尿布不要包裹得过紧。每次便后要清洁臀部，然后涂护臀膏。切忌用塑料布直接包裹婴幼儿臀部。条件允许时将臀部暴露于空气或阳光下，每次 10 分钟左右。

2. 婴幼儿尿布皮炎的护理措施

（1）婴幼儿大便后及时清洗并涂护臀膏是尿布皮炎重要的护理措施。

（2）婴幼儿尿布皮炎的护理措施：臀部皮肤溃烂时禁用肥皂水清洗；清洗时不能用小毛巾直接擦洗。暴露臀部时应注意保暖，避免受凉。重度尿布皮炎的婴幼儿所用的尿布应煮沸消毒。

（九）婴幼儿患鹅口疮观察及护理

1. 婴幼儿口腔黏膜的生理特点

（1）足月新生儿出生时具有较好的吸吮、吞咽功能，但唾液腺发育不完善，口腔黏膜柔嫩、干燥，血管丰富，易受损伤和局部感染。

（2）7~8 个月婴儿出现生理性流涎。

（3）婴儿双颊部脂肪垫发育良好有助于吸吮。

2. 婴幼儿患鹅口疮的原因、症状及护理要点

（1）鹅口疮是白色念珠菌（真菌）感染所致。多见于营养不良、腹泻、长期用广谱抗生素和糖皮质激素的患儿。如果不治疗，病变可蔓延，发生全身感染。

（2）鹅口疮的症状：患儿口腔黏膜可见白色斑点，以颊部黏膜多见。轻症时口内有白色乳凝样小点或小片状物，可逐渐融合成大片，不易擦去；口腔内的白色乳凝样小点或小片状物，不易擦去，多有流涎。如强行擦去可见局部潮红、粗糙、有溢血；口腔内的白色乳凝样小点或片状物，全身症状不明显。

（3）婴幼儿发生鹅口疮护理措施：母亲哺乳前要洗手并清洁乳头。鹅口疮患儿奶具、食具应专用并严格消毒。注意口腔卫生，不要用纱布擦洗口腔黏膜。婴儿患鹅口疮拒绝吸奶时可用小勺喂。

（十）婴幼儿湿疹的观察及护理

1. 婴幼儿湿疹是由内、外因素引起的皮肤炎症反应，会反复发作。好发年龄是出生后 1 个月~2 岁。

2. 婴幼儿湿疹的主要表现是皮肤表面红斑或小丘疹，有渗出，抓挠致溃烂结痂。湿疹常发生于头部和面部也可蔓延全身。湿疹患处刺痒，婴儿会焦躁不安，以致影响睡眠。护理不当可使患处皮肤感染化脓，形成脓疱疹。

3. 婴幼儿湿疹的护理措施：尽量少用肥皂，不用任何化妆品。衣服要宽松，不要穿盖过多。保持皮肤清洁，遵医嘱用药。不可以做预防接种。

（十一）婴幼儿抚触方法

1. 婴幼儿全身抚触与身心发展的关系

（1）婴幼儿抚触是通过皮肤感觉促进婴儿身心发展的一种方法。能促进食欲、增强抵抗力、促进智力发展、调节情绪。

（2）婴幼儿有发热时，在未明确原因之前不进行抚触。抚触能增加婴幼儿睡眠，减少哭闹。抚触有利于婴幼儿的健康生长发育。

（3）婴幼儿全身抚触与身心发展的关系：促进血液循环及中枢神经系统的发育；促进肌肉及动作协调，让婴幼儿感到满足和愉快；增加婴幼儿睡眠，减少哭闹；有利于婴幼儿的健康和生长发育。

2. 婴幼儿全身抚触方法

（1）婴幼儿全身抚触的顺序是头部—胸部—腹部—四肢—手足—背部。

（2）婴幼儿抚触的时间一般是在 5~15 分钟。抚触过程应不断地与婴儿交流；抚触过程中若孩子哭闹、呕吐，要停止操作。

（3）育婴员给婴幼儿做抚触最常用的姿势是坐姿或跪姿、盘膝坐姿、站姿。婴幼儿抚触正确的部位是头部、胸腹部四肢、背部和臀部。

（4）婴幼儿抚触的注意事项：抚触在婴幼儿沐浴后最好；室内温度不能低于 25℃；给婴幼儿抚触过程要注意保暖，避免受凉；抚触前操作者应用温水洗净双手，摘下手上所有首饰。

（十二）婴幼儿三浴锻炼方法

1. 婴幼儿三浴锻炼与生长发育的关系

（1）户外运动一年四季均可进行，时间可逐渐延长到每次 1~2 小时。

（2）婴幼儿体格锻炼的好处：提高机体的抵抗力；有利于智力发展；有利于良好的情绪和心理素质的培养。

（3）婴幼儿户外锻炼的好处：增强体温调节能力；提高对外界气温变化的适应能力；促进生长发育。

（4）三浴锻炼与婴幼儿生长的关系：空气浴能够增强机体适应外界气温变化的能

力。日光浴能增进机体对钙、磷的吸收，预防佝偻病发生。日光浴还可以刺激骨髓制造红细胞，防止贫血。水浴能增强机体体温调节反应能力，促进血液循环。

2. 婴幼儿三浴锻炼的方法和注意事项

（1）婴幼儿在"空气浴"中出现不适，应休息、保暖、喝温水。

（2）婴幼儿"空气浴"应从温暖开始，逐步过渡到低温，最后达到寒冷的"空气浴"。其中温暖是指气温在 20～30℃。

（3）"日光浴"锻炼的适应条件：适宜温度、适宜时间、衣着要求。

（4）婴幼儿皮肤锻炼的方式有空气浴、日光浴、水浴。

（5）婴幼儿进行"空气浴"时，应精神饱满，情绪稳定，身体健康。

（6）水浴是利用水的温差和水的机械作用来锻炼身体，通过水的刺激，可增强机体体温调节机能反应能力，促进血液循环，增强机体对外界气温变化的适应能力。水的导热率是空气的 30 倍。对于健康的婴幼儿，当水温低于 20℃ 能引起冷的感觉，20～32℃ 为凉的，32～40℃ 为温的，40℃ 以上是热的。锻炼可以从温水逐渐过渡到冷水。

（7）日光中有两种对人体有益的光线，一种是红外线，可使人的血管扩张，血液循环加快，新陈代谢增强，促进婴幼儿的生长发育。另一种是紫外线，具有杀菌作用，提高皮肤的防御能力，还可以使皮肤内的 7-脱氢胆固醇转化为维生素 D，促进机体对钙、磷的吸收，预防佝偻病的发生。紫外线还可以刺激骨髓制造红细胞，防止贫血。

（8）婴幼儿户外"日光浴"的要求：根据季节穿合适的衣裤；日光照射从脚腕开始，再到膝盖；空腹及餐后 1 小时内不宜进行；每次不超过 20～30 分钟。

（9）婴幼儿户外"日光浴"的时间要求：开始时每次 2～3 分钟；5～6 天后延长到 15 分钟；每隔 2 天增加 1 分钟；完全适应后，每天不超过 20 分钟。

（十三）新生儿的观察及护理

1. 新生儿的概念和生理特点

（1）新生儿是指从出生到 28 天内的婴儿。胎龄满 37 周至未满 42 周者为足月儿。早产儿是指胎龄满 26 周至未满 37 周婴儿。胎龄满 42 周以上的为过期儿。

（2）新生儿正常体重为 2500～3999 克。新生儿出生体重不足 1000 克的是超低体重儿。

（3）胎儿在宫内呼吸处于抑制状态。新生儿出生后才有自主呼吸。新生儿呼吸每分钟 40～45 次。

（4）新生儿主要反射包括：觅食反射、吸吮反射、吞咽反射、拥抱反射、瞳孔对光反射、膝反射。

（5）新生儿的生理特点：新生儿呼吸每分钟 40～45 次。新生儿心率每分钟 120～140 次。出生一周后，每天排尿可达 20 余次。新生儿体内水分占体重 65%～75% 甚至更高。

2. 新生儿的特殊生理状态及护理要点

（1）新生儿的特殊生理状态：新生儿出生数日内会出现体重下降；新生儿乳腺肿大；生理性黄疸；假月经；新生儿口腔内的上皮珠。

（2）新生儿肝内酶活力不足，易发生高胆红素血症（黄疸）。新生儿出生后 2 ~ 3 天会出现生理性黄疸，4 ~ 5 天达高峰，7 ~ 14 天自然消退，皮肤呈浅黄色，巩膜以蓝为主微带黄色，尿稍黄但不染尿布，体温、体重、食欲、大小便均正常，精神状态和吃奶都好。胆红素脑病可以造成婴儿神经系统损害，严重的可引起死亡。

（3）新生儿乳腺肿大，男、女足月新生儿身上均可发生。乳腺肿大多在出生后 1 周发生；乳腺肿大多在生后 1 月后消退；新生儿乳腺肿大多无须处理，千万不要做任何挤压。

（4）早产儿的黄疸出现较早，较高，持续也较久。

（5）新生儿出生后会出现生理性体重下降，正常的体重下降一般不超过出生体重的 10%，10 日左右恢复。

（6）新生儿假月经不必处理。新生儿口腔内的马牙——上皮珠，不可刮擦或挑破。

3. 新生儿脐部的观察与消毒护理方法

（1）即将脱落的脐带是一种坏死组织，很容易感染上细菌。

（2）新生儿脐部正常的表现：脐带残端一般 3 ~ 7 天结痂脱落；正常情况下脐窝内皮肤呈皱褶状且干燥、清洁。

（3）新生儿脐带脱落之前，不要把宝宝泡在浴盆里洗澡。

（4）消毒脐带的正确方法：用棉签蘸 75% 的酒精，以从脐带根部到脐带再到周围皮肤的先后顺序从内到外擦拭 1 ~ 2 次即可；或者 50% 酒精消毒 2 ~ 4 次即可。

（5）保持新生儿脐部干爽的措施：脐带被浸湿，要马上用干棉球擦干，再用 75% 的酒精棉签消毒。给婴儿更换尿布时，尿布不可以覆盖在脐部。

4. 新生儿脐部渗水（脐炎）发生的原因

新生儿脐部渗水的原因：尿布被排泄物浸湿后污染到脐部；脐带夹松动；脐部未干燥前沐浴。

5. 新生儿脐炎的识别与护理方法

（1）新生儿脐炎的识别要点：愈合中的脐带残端经常会渗出清亮的或淡黄色粘稠的液体。这是愈合中的脐带残端渗出的液体，属于正常现象。脐带自然脱落后脐窝会有些潮湿，并有少许米汤样液体渗出，肚脐的渗出液像脓液或有恶臭味，这是由于脐带脱落的表面还没有完全长好，肉芽组织里的液体渗出所致；肚脐和周围皮肤变得很红，用手摸肚脐和周围皮肤感觉很热。

（2）用于脐部消毒的物品：75% 的酒精、碘伏、无菌棉签。

（3）新生儿脐部渗水的护理措施：脐带未脱落前应注意检查包扎；观察有无渗出液、渗血，有无异常气味，用 75% 酒精轻轻擦干净即可，一般一天 1 ~ 3 次，2 ~ 3 天就会干燥，如果肚脐的渗出液像脓液或者有恶臭味，肚脐的周围皮肤变得很红，而且用手摸起来感觉皮肤发热那很可能是肚脐出现了感染。因脐部感染极易诱发败血症，要及时带婴儿去看医生。

6. 预防新生儿脐炎的方法及注意事项

（1）脐部感染极易诱发败血症。

（2）预防新生儿脐部感染的措施：脐带残端未脱落时，沐浴时要用要脐带贴封贴脐部，避免感染。脐带残端脱落后，要注意保持干燥、清洁。每次沐浴后可用75%酒精消毒脐部，直至愈合干燥后。

（3）新生儿脐炎是指细菌侵入脐残端并繁殖所致的急性软组织炎症。若发现新生儿脐部有脓性分泌物或有渗血，应及时送医。

（4）保持新生儿脐部干爽的措施：脐部护理最重要的是干净和干燥。脐带一旦被浸湿，要用75%酒精棉签消毒。脐带脱落前，不能将宝宝泡在浴盆里洗澡。

七、婴幼儿意外伤害的预防与处理

（一）婴幼儿居家安全的措施

1. 0~3岁婴幼儿意外伤害常常发生在家庭和家庭附近场所。

2. 窗户栏杆和楼梯栏杆不能过宽，应小于11厘米。

3. 关于家用化学品管理的措施：严禁使用饮料瓶灌装杀虫剂、洗涤剂、消毒剂等。

4. 家用电器管理的措施：经常检查家用电器、电线和插座，插座应安装在成人才能碰触到的位置。电饭锅、热水瓶、电熨斗等应放置在婴幼儿拿不到的位置。

5. 居家药品安全应做到：家里的药品应放在婴儿无法打开的瓶子里，最好锁在柜子里。保持好药和化学品容器上的原有标签。尽可能把药品放在远离婴幼儿食物的地方。

6. 居家防烫伤的安全措施：在有火的地方安放防护栏。不能乱放打火机和火柴。早些教会婴幼儿暖气片是热的，不能摸。给婴幼儿放洗澡水时，要先放冷水，再放热水。不能把热锅等东西放在炉子上却没人看管。

（二）婴幼儿户外安全的措施

1. 带婴幼儿到人多的公共场所时，应拉住婴幼儿的手，不要让孩子离开你的视线。避免走失、挤伤。

2. 阻止婴幼儿攀爬自动扶梯和护栏，以防被撞倒、撞伤。乘坐各类运输设备时，避免过多的人集中挤在狭小的空间。不要带婴幼儿逗弄动物。严禁婴幼儿在水池边逗留，以防溺水。

3. 阻止婴幼儿在危险场地嬉戏、攀爬。教导婴幼儿不在拥挤、有坑洞、潮湿等的场地进行活动。

4. 保证婴幼儿户外安全的措施是不要将孩子交给任何陌生人照看。教育婴幼儿在游戏中勿推挤、拉扯、互丢东西。玩绳子时，避免将绳子套住脖子，进行爬网活动时，要求婴幼儿要双手抓牢，不推别人。

（三）婴幼儿交通安全的措施

1. 3岁的幼儿在马路上行走，应由成人手牵手行走于人行道上。穿越马路要走人行横道，自觉走过街天桥或地下通道。

2. 交通信号灯正确的表达是：绿灯亮时准许车辆、行人通过。红灯亮时不准许车辆、行人通过。黄灯闪烁时，车辆、行人在确保安全的原则下可以通过。

3. 带婴幼儿乘坐四轮机动车时，应做到：婴幼儿宜坐在后排座位上。使用婴幼儿专用的安全座椅。切勿让婴幼儿头、手伸出车窗外。

4. 乘坐公交车注意事项：上下车均应等停稳以后，先下后上不要争抢。不要把易燃易爆的危险品带入车内。乘车时要坐稳扶好，没有座位应握紧扶手。切勿让婴幼儿头、手、胳膊伸出车窗外，以免受伤。

（四）婴幼儿徒手心肺复苏方法

1. 心肺复苏的重要意义及原则

（1）心肺复苏是对心搏、呼吸骤停的患者进行抢救的技术。心肺复苏是用人工的方法重建呼吸与循环，尽快地恢复患者肺部气体交换及全身供血和供氧。

（2）心肺复苏急救的原则：心、肺复苏应同步进行。现场抢救成功后，迅速妥善地将患者转送医院继续抢救，而不是送患者回家休养。

2. 心肺复苏的操作方法及流程

（1）当婴幼儿突然失去知觉，首先应该做的是轻拍并大声呼唤婴幼儿，当摸不到脉搏时，即可确定心脏停搏。触摸脉搏的部位是颈动脉、股动脉处。将患儿仰卧于硬板床上，开始实施心肺复苏。

（2）徒手心肺复苏胸外心脏按压的要求：按压部位位于胸骨下段，即两乳头连线的中点。按压深度为胸廓前后径的 1/3，大约 5 厘米。按压频率为至少每分钟 100 次，少于每分钟 120 次。胸外心脏按压 30 次，人工呼吸 2 次。胸外心脏按压与人工呼吸的比例是 30：2。

3. 心肺复苏的注意事项

（1）徒手心肺复苏胸外心脏按压部位是胸骨下段。

（2）徒手心肺复苏的操作顺序：呼叫患儿正确判断—心脏按压 30 次—口对口人工呼吸 2 次—再心脏按压 30 次，依次循环进行，直至专业人员到达。

（3）心肺复苏的有效指征：动脉搏动恢复，意识逐渐恢复，面色红润，自主呼吸恢复，瞳孔对光反射恢复。

（4）当婴幼儿突发呼吸、心搏骤停时，应一边拨打 120 呼救，一边同时实施心肺复苏急救，分秒必争地积极抢救。

（5）呼吸、心搏骤停一经确定，应分秒必争积极抢救。胸外心脏按压部位要正确，手法要平稳、有规律，不可过猛。操作过程不能中断 5 秒以上，必须持续坚持。心跳呼吸恢复或专业人员到达后方可停止操作。

（6）口对口人工呼吸的方法：抢救 2 岁以下的婴幼儿，应采用口对口鼻的方法，抢救 2 岁以上的婴幼儿，应采用口对口的方法。施救者深吸一口气，用口盖严患儿口腔，紧捏鼻孔，缓慢、有力、均匀吹气。吹气以患儿胸部稍膨起为宜，随之放松鼻孔，使肺部气体排出。

（五）婴幼儿休克的急救方法

1. 婴幼儿休克的原因及主要症状

（1）导致婴幼儿发生休克的原因：严重烧伤，极度的疼痛或恐惧，体温上升，大量出血。

（2）婴幼儿发生休克时的主要表现：皮肤苍白、发冷、潮湿，呼吸短促，打哈欠，发叹息声，恶心呕吐，严重时失去知觉。

（3）当婴幼儿出现皮肤苍白、发冷、潮湿，呼吸短促要考虑有休克的可能，应及时联系120送医。

2. 婴幼儿休克初步急救方法和注意事项

（1）当婴幼儿发生休克时正确的体位：将婴幼儿平卧，取头低脚高位，头偏向一侧。

（2）当婴幼儿发生休克时的正确做法：应松开其衣领和裤带，如天气较冷，用毯子盖好保暖，避免着凉。可以喂少许温开水，不能给婴幼儿喂食。婴幼儿失去知觉，心跳呼吸停止要及时实施心肺复苏。抢救过程中要密切观察婴幼儿神志情况。应及时联系120送医。

（六）婴幼儿发生气管异物的急救方法

1. 婴幼儿呼吸系统的解剖特点

（1）婴幼儿上呼吸道的组成是鼻、鼻窦、咽鼓管、咽部、喉。下呼吸道的组成是气管、支气管、肺。

（2）婴幼儿呼吸系统的特点：呼吸系统常以喉部环状软骨下缘为界，分为上下呼吸道。婴儿喉腔相对狭窄，黏膜柔嫩，轻微的炎症即可引起喉头狭窄，出现呼吸困难，甚至窒息。婴幼儿肺的含血量相对较多而含气量少，易发生肺部感染。

（3）婴幼儿呼吸系统的解剖特点：胸廓呈桶状，呼吸肌发育差，肺部不能充分扩张，通气和换气不足，易因缺氧和二氧化碳潴留而出现青紫。婴幼儿咽鼓管较宽，短而且直，呈水平位，因此感冒后易并发中耳炎。

2. 婴幼儿呼吸系统的生理特点

（1）婴幼儿呼吸系统的生理特点：婴幼儿呼吸器官发育不完善，呼吸运动较弱，呼吸频率较快。呼吸中枢发育不完善，易出现呼吸节律不齐。早产儿、新生儿更易出现呼吸节律不齐。呈腹式呼吸，随年龄增长逐渐转化为胸腹式联合呼吸。

（2）不同年龄婴幼儿呼吸频率：新生儿40～45次/分钟；1岁30～40次/分钟；2～3岁25～30次/分钟。

3. 婴幼儿气管异物的原因、症状及预防措施

（1）婴幼儿发生气管异物的原因：婴幼儿咽喉部的会厌软骨尚未发育成熟。

（2）婴幼儿发生气管异物的症状：剧烈咳嗽，憋气或呕吐，呼吸困难或窒息。

（3）预防婴幼儿发生气管异物的措施：严禁在喂食时与婴幼儿逗乐。严禁在婴幼儿哭泣时，为哄其开心，喂食小颗粒状食物。对5岁以下婴幼儿严禁喂食颗粒状的食物，如：花生、豆类等。避免喂食果冻状食物，以免吸入食物时堵住气管。

4. 婴幼儿气管异物的急救方法及注意事项

（1）婴幼儿发生气管异物首要的急救方法：将婴幼儿倒置，将手指伸到婴幼儿咽喉部刺激呕吐，使异物排除。以防再度阻塞气管。拨打120求救。联系婴幼儿家长。

（2）婴幼儿发生气管异物的急救方法：将婴儿倒置，头向下，拍击背部。成人从婴儿身后将其抱起，双手握拳在其腹部突然向上用力。施救者两手叠压于婴儿腹部，向胸腹上后方向冲击性推压，反复数次，可使异物咳出。

（3）较大的婴幼儿发生气管异物急救时，不能直接将婴幼儿抱起给婴儿拍背。应将婴幼儿倒置，头向下，反复拍击背部。

（4）拍背法是婴幼儿气管异物有效的急救方法，拍背的部位是：两肩胛骨中间的脊柱部位。

（七）婴幼儿狂犬病的特点及狂犬疫苗的注射

1. 狂犬病是由狂犬病毒侵犯中枢神经系统引起的急性传染病。狂犬病的传染源是：狗、猫、猪、牛、马、狼等野生动物。

2. 婴幼儿被狗咬伤后，预防狂犬病必须做的是注射狂犬疫苗。注射狂犬疫苗的时间是被咬当日第1针，然后分别在第3日、第7日、第14日、第30日各注射1针，共5针。

（八）婴幼儿被狗咬伤的初步处理方法及注意事项

婴幼儿被狗咬伤急救时应注意：操作时应安抚婴幼儿情绪，仔细观察伤口状况，大胆冷静处理伤口，对咬伤的伤口立即挤血，用肥皂水或清水清洗伤口，并用碘伏或75%酒精消毒伤口。转送医院并联系家长。不能用纱布包扎伤口。

八、婴幼儿粗大动作发展的特点和规律

（一）婴幼儿粗大动作发展的特点和规律

1. 1~2岁时粗大动作发展的特点：移动活动向基本运动机能过渡。

2. 满月前的婴儿，在受到刺激以后会边哭闹边全身活动，这体现了婴幼儿粗大动作发展的泛化规律。

3. 爬行体现了粗大动作发展的首尾规律。

4. 粗大动作一般指的是牵扯大肌肉的活动，包括翻身、爬、站、走等。

5. 儿童动作发展的方向越来越多地受心理、意识支配，动作发展的规律服从于儿童心理发展的规律——从无意向有意发展的趋势。

6. 婴幼儿离头部最近的动作先发展，靠足部近的动作后发展，这体现了粗大动作发展的首尾规律、近远规律。

（二）婴幼儿体操对婴幼儿动作发展的作用

1. 被动操、主被动操、模仿操统称为体操活动。

2. 体操活动是一种简易的体格锻炼方法，根据婴幼儿的生理特点和游戏规则，配合优美的音乐和设计的基本动作，操练肢体的节律性运动，更是成人与婴幼儿进行情感交流的方式。

3. 婴幼儿体操促进婴幼儿抬头、翻身、坐、爬、站等各种基本动作，既是简单的体格锻炼，又可以增进亲子亲密关系，使婴幼儿拥有良好的情绪，情感反应灵敏。

（三）婴幼儿被动操的练习要点

1. 婴幼儿被动操中，屈膝运动锻炼膝关节。婴儿幼被动操扩胸运动可以活动胸部肌肉。婴幼儿被动操主要锻炼的肌肉是胸肌、臂肌。

2. 婴幼儿被动操 8 节的操作顺序，体现粗大动作发展的首尾规律。

3. 给婴幼儿做被动操时，育婴员要注意动作柔和、轻缓、手法要准确，可以配以轻松、活泼的儿童音乐进行。

4. 婴幼儿被动操是指婴幼儿被动的感知，发力人应该是成人，是完全在成人的帮助下进行的。

（四）婴幼儿被动操的练习方法和注意事项

1. 婴幼儿被动操扩胸运动，育婴员双手握住婴幼儿的手腕。

2. 婴幼儿被动操肩关节运动练习方法是将婴幼儿左臂贴近身体，以肩关节为中心由内向外做回环运动。

3. 婴幼儿被动操分为上肢动作和下肢动作两部分，扩胸运动、伸屈肘关节、伸展上肢属于上肢动作。

4. 与婴幼儿做操时，可伴有或不伴有音乐，要使婴幼儿在轻松愉快的情绪中完成。

5. 给婴幼儿做被动操一般在进食后半小时进行比较合适，因为在饥饿情况下，婴幼儿既无力又无兴趣，效果不好。

6. 与婴幼儿做被动操时应注意：

（1）根据婴幼儿的情绪情况，无须一次性做完整套操。

（2）保持室内空气新鲜，温度在 24℃ 左右，及时通风，避免吹对流风。

（五）婴儿主被动操的练习要点

1. 主被动操适用于 7～12 个月的宝宝。婴儿主被动操是在成人适当扶持下进行的，加入婴儿主动动作完成，这样可以促进婴儿动作由被动向主动发展。

2. 婴儿每天进行主被动操的训练，可活动全身肌肉关节。为爬行、站立、走打下基础。提腿运动属于主被动操。

3. 育婴员与婴儿做主被动操时，动作要轻，尽量让婴儿自己用力，以保证练习效果。

（六）婴儿主被动操的练习方法和注意事项

1. 主被动操主要锻炼婴幼儿的四肢肌肉、关节的韧性、腹肌、腰肌以及脊柱的功能。

2. 起坐运动是轻轻拉引婴幼儿使其背部离开床面，让婴儿自己用劲坐起来。提腿运动是将婴儿两腿向上抬起成推车状，随月龄增大，可让婴儿双手支持起头部。

3. 主被动操的活动量较被动操大，育婴员应根据婴儿个体情况做调整。做操时，应循序渐进地增加活动时间和操节内容。应以婴儿的喜好及能力为前提。

（七）婴幼儿模仿操的练习要点

1. 模仿操是模仿一些动物常见的动作、成人的劳动动作以及日常生活动作等。婴幼儿模仿操是根据儿童的发展特点设计的。适合于1.5~3岁的婴幼儿。

2. 育婴员与婴幼儿做模仿操时动作不宜过多，应该根据月龄特点和个性特点。育婴员的示范动作要正确，但不强求婴幼儿姿势正确。

3. 模仿操主要训练婴幼儿走、跑、跳、平衡、弯腰等基本动作领域，促进婴幼儿动作机能和技能向均衡、协调方向发展。

4. 在家中，育婴员可以根据婴幼儿日常生活内容自编儿歌和动作，让婴幼儿做，这样不但可训练婴幼儿的各种动作，还能培养婴幼儿的独立生活能力、发展想象力、思维能力、语言能力。

（八）婴儿模仿操练习方法和注意事项

1. 与婴幼儿进行户外做操时，安全性是首要原则。

2. 模仿操"小鸟飞"，教学目的是训练粗大动作。

3. 在户外做操时，育婴员不要让婴幼儿离开自己的视线，更不要让婴幼儿独自活动，并做好相关的防护措施，避免摔倒。

4. 育婴员要善于根据室外气温的不同，婴幼儿运动量的不同，帮助婴幼儿增减衣服。

5. 在进行模仿操活动前，育婴员要尽量创设情境性、游戏性的活动环境，用形象化语言和儿歌引导婴幼儿参与活动。

（九）婴幼儿精细动作发展的特点与规律

1. 0~6个月的宝宝精细动作大部分以训练抓握为主，7、8个月以后开始由满手抓握到拇指与其他4指对握，这体现了：先发展大肌肉再发展小肌肉。

2. 婴幼儿精细动作主要指小肌肉动作，主要体现在手指、手掌、手腕等部位的活动能力。

3. 婴幼儿动作功能的发展顺序是由头部向下肢，由身体的中心向四肢发展。

4. 婴幼儿拿着东西弄就是在练习握力。

5. 手指中以拇指最为重要，绝大部分动作都要用到拇指。

6. 婴幼儿手指的运用，通常有两种情况：①拇指与其他手指的同时使用；②拇指与食指的同时使用。

（十）婴幼儿手指操的作用和练习要点

1. 刚出生的婴幼儿就会用小手紧抓住成人的大手不放，这是婴幼儿认知世界的见证。

2. 手的动作代表着个体的智慧，因为大脑皮层有相当大的区域专门指挥手指、手心、手背、腕关节的感觉运动，所以手的动作，特别是手指的动作越复杂精巧娴熟，越能在大脑皮层建立更多的神经联系，从而使大脑变得更聪明。

3. 手指操的内容可以来源于生活，可以自创一些口诀，帮助婴幼儿养成良好的生活习惯。

4. "心灵"与"手巧"是相辅相成的。手指与大脑之间存在着广泛的联系。

5. 长期坚持做手指操，不仅能锻炼小肌肉的灵活性、协调性，还能帮助婴幼儿积累对周围世界和自己身体的了解和经验，能开发大脑潜能。游戏中愉悦的亲子氛围，对婴幼儿健康成长有着很重要作用。

（十一）婴幼儿手指操的操作方法和注意事项

1. 0～6个月的婴儿还不会说话，手指也仅仅会做一些基本的抓握动作。这个时期的手指操不应该太复杂，主要以父母或育婴员带动婴儿的手为主。7～12个月的婴儿精细动作发展迅速，开始学会撕纸、拿捏小东西，甚至抓握画笔涂鸦。

2. 13～18个月的幼儿能够灵活控制手指关节，利用双手配合完成很多工作，如自己动手吃饭、串珠等。

3. 儿歌《切土豆》：切土豆、切土豆、土豆丝、土豆片。边说边做手部动作，适合19～36个月的幼儿。

4. 婴幼儿的手指操练习要与感知、语言等有机结合起来，使单调的训练变成有趣的游戏。婴幼儿的手指操内容要和实际生活联系。

九、婴幼儿图片、图书和游戏

（一）婴幼儿图书与图片的定义和特点

1. 婴幼儿图书是婴幼儿在人生道路上最初见到的书，是人在漫长的读书生涯中所读到的最重要的书之一。情趣是婴幼儿读物最基本的特点。

2. 婴幼儿图书大部分由图片构成，由于年龄较小，婴幼儿不能独立进行文字阅读，因此图片是最佳的表现形式。婴幼儿从图书中能体会到多少快乐，将决定他一生是否喜欢读书。

3. 婴幼儿早期阅读离不开图书。

（二）图片和图书对婴幼儿语言发展的意义

1. 动物故事图书是婴幼儿最喜欢和集中注意时间较长的图书。

2. 心理学研究认为，2～3岁是婴幼儿掌握基本词法和语法的关键时期。

3. 图片与图书的阅读能够帮助婴幼儿掌握新词、扩大词汇量，促进婴幼儿阅读兴趣，提高阅读能力。

4. 2岁以后的婴幼儿逐渐对有故事情节的书感兴趣，理解能力比其他内容的图书高出30%。

5. 图片和图书对婴幼儿的阅读兴趣、阅读理解和阅读行为有很大的影响作用。

6. 在思维发展方面，8个月～1岁、2～3岁、5～6岁，是思维活动水平发展的三个关键年龄。

（三）婴幼儿图片和图书选择的原则与要求

1. 人们通常所说的"读书"，对于婴幼儿来说就是读图画书。婴幼儿阅读的图书是由文字和图画两种符号构成的，具有图文并茂的特点。同时，图书中的文字具有实在意义并有一定规律可循，能帮助婴幼儿形成有关书面语言的初步知识。

2. 活泼的插图是促使婴幼儿的阅读动力之一，犹如一盘色香味俱全的食物。

3. 婴幼儿图书字体宜大且字数不求多，一方面不易伤害婴幼儿视力，另一方面是婴幼儿识字能力有限，字数过多会造成负担，抹杀婴幼儿的阅读兴趣。

4. 婴幼儿图书以图片为主体，用图片来讲故事。婴幼儿看惯了色彩太重、太鲜艳的颜色，以后对自然颜色的分辨率就会减弱。

5. 绘本已经成为给婴幼儿选择图书的首选，它具以下特点：图文并茂、贴近婴幼儿生活实景、富有可操作性与想象空间、注重婴幼儿年龄和心理需求特点。

（四）不同年龄段婴儿图片与图书的呈现方式和注意事项

1. 1岁左右，图书内容可以是认识颜色、大小、形状等，或者每本只有两个简单有趣的小故事。目的在于促进视觉能力、认知能力的发展。

2. 1～2岁，选择图书仍以图为主，画面可以复杂一些，但造型一定要准确，否则容易误导婴幼儿。选择图书的目的在于引导婴幼儿多看一些色彩明快并配有短句或词汇的图书。不仅可以纠正婴幼儿的语病，丰富他们的词汇，同时也能开阔他们的视野。

3. 2～3岁，文字内容可更丰富，页面可更复杂，画面也可以抽象一些，只要抓住特点，卡通变形也可选择。婴幼儿已基本能掌握事物的主要特征，抽象的画面能增强他的想象力。

4. 为婴幼儿选择图书的注意事项：纸张不能太白、色彩柔和、画面不要太细、没有反光、注意装帧质量。

5. 婴幼儿看惯了色彩太重、太鲜艳的颜色，以后对自然颜色的分辨力就会减弱。

（五）婴幼儿听说游戏的定义、目标与内容

1. 听说游戏是由育婴员设计组织的，游戏形式的语言教育活动。

2. 以游戏的方式组织听说游戏活动，对婴幼儿倾听能力的提高具有特殊的作用。

3. 听说游戏活动的内容主要集中在婴幼儿对听和说的理解和表达方面。听说游戏具有活动和游戏的双重性质。

4. 婴幼儿听说游戏活动的目标：培养婴幼儿的口语表达能力，提高婴幼儿积极倾听的水平。

（六）婴幼儿听说游戏活动的特征与类型

1. 体现听说游戏活动生活性的特征是在照料婴幼儿的喝奶、穿衣、大小便、洗澡一系列活动中，进行听和说游戏活动。

2. 词汇练习游戏是以丰富婴幼儿的词汇和正确运用词汇为目的的活动。

3. 描述练习游戏是以训练婴幼儿通过运用较连贯的语言来形象地描述事物为目的。

4. 听说游戏是一种特殊形式的语言学习活动，侧重于婴幼儿语言的快速反应能力。

5. 句子练习的游戏是通过专门、集中的学习活动引导婴幼儿把握某一句法特点规律的游戏活动。句子练习游戏适合 2.5 岁以上的幼儿。

6. 婴幼儿听说游戏活动的基本特征：游戏性、生活性、活动性。

（七）不同年龄段婴幼儿听说游戏活动的形式与要求

1. 2 岁左右会说 2 ~ 3 或 3 ~ 4 个字组成的句子，如妈妈抱抱，这个阶段是电报句。

2. 用简单的词和指令刺激婴幼儿用表情、动作语音等做出相应的反应是在 0 ~ 1 岁。

3. 2 ~ 3 岁听说游戏活动的形式与要求是用普通话大胆表达自己的需求，理解并乐意执行成人简单的语言指令，学习讲述简单的事情和学讲故事、念儿歌。

4. 当婴幼儿发音不清楚时，不可以用儿语代替，例如车车、果果等。

5. 每天都会遇到生活的细节，都可以边做边解释，反复聆听也将加深婴幼儿对事件与物品的印象。

6. 与婴幼儿对话时，应注意：说话语速尽量放慢、语调抑扬顿挫、嘴型夸张、面对面，眼睛对视。

（八）与婴幼儿一起玩听说游戏的方法和注意事项

1. 在听说游戏刚开始时，育婴员需要运用一些手段去设计游戏的情景。如用动作或语言创设游戏情景，引发参与游戏的兴趣。

2. 在游戏过程中，当婴幼儿出现错误时，要耐心引导婴幼儿把话说完，给他们提供正确的说法，否则会打击婴幼儿的积极性和自信心，造成语言发展的真正障碍。

3. 育婴员在交代游戏规则时需要注意：用简洁明了的语言讲解、讲清楚听说游戏的规则要点和游戏的开展顺序、用较慢的语速进行讲解和示范。

4. 婴幼儿模仿游戏时，育婴员可以放手让婴幼儿自己活动。

5. 育婴员语言要正确、规范，有利于婴幼儿语言能力发展。

6. 创设游戏情景，场景准备，物品、材料准备，语言引导可以激发婴幼儿听和说游戏的兴趣。

（九）婴幼儿节律游戏的目标与内容

1. 节律游戏是指借助音乐，以有节奏的韵律、舞蹈、歌表演等形式开展的游戏活动，是一种综合性较强的活动。

2. 节律活动旨在提高婴幼儿对节奏和韵律的敏感性，激发听音乐、探索节律和节拍的兴趣，可以促进婴幼儿想象力的发展，获得自由表现的快乐体验。

3. 节律游戏是一种综合性较强的活动，按其侧重点不同可分为韵律、舞蹈、歌表演。

4. 节律活动对婴幼儿的意义：促进婴幼儿的身体运动能力与协调性的发展；提高语言理解和表达的能力；提高婴幼儿对音乐的感受力、表现力和创造力；陶冶和愉悦情绪。

（十）婴幼儿节律游戏的特征与类型

1. 听音乐是 0～1 岁婴儿参与节律游戏活动的方式。

2. 动作是婴幼儿表达和再现音乐的一种最直接而自然的手段。

3. 1.5 岁的幼儿能对节奏感强烈的音乐做出有节奏的动作反应。

4. 6 个月左右的婴儿就能用摇晃身体等动作来表示对音乐的反应。

5. 音乐艺术的熏陶感染有助于婴幼儿听觉能力的发展，特别是比一般听觉能力更为精细的音乐听觉能力，表现在辨别音准的听觉能力、感受音乐情趣的音乐感受能力、留有音乐印象的音乐记忆能力、对音乐内涵的领悟能力。

（十一）不同年龄段婴幼儿节律游戏活动的形式与要求

1. 婴幼儿出生后即可进行节律游戏活动，主要以生活配乐及简单的歌曲和乐曲为主。

2. 1～2 岁幼儿节律游戏活动的形式与要求：感受音乐节奏带来的快乐，跟着音乐有节律地做肢体动作、模仿动作、跟唱简单的歌曲。

3. 与婴幼儿听音乐，一次连续时间不要太久，每次连续听音乐不超过 15 分钟。

4. 婴幼儿早期听音乐留有的音乐印象，对其以后学习、感受音乐将产生一定的影响。

5. 在婴幼儿吃奶或入睡前可以播放轻柔的音乐，如摇篮曲等。在婴幼儿起床后，可以播放明朗、欢快的音乐。活动玩耍时，可以播放节奏轻快的音乐。

6. 婴幼儿的节律游戏活动与婴幼儿语言和动作发展有密切关系，因而可以利用生活环境给予不断的刺激和影响。

（十二）与婴幼儿一起玩节律游戏的方法和注意事项

1. 音乐的选择中，是否具有游戏性，关键在于育婴员是否善于捕捉音乐中的游戏元素。

2. 婴幼儿的兴趣是检验游戏趣味性的最好尺度。

3. 在选用音乐时，首先考虑音乐是否具有游戏性特点。

4. 在节律游戏刚开始时，游戏环境的创设要情境性、趣味性。场景的创设要符合活动内容，体现出情节性，便于婴幼儿尽早地进入游戏情境。

5. 符合年龄特点的动作创编与内容选择才会真正地被婴幼儿认可、吸收。

6. 动作与游戏内容的选择中，强调趣味性可以从婴幼儿好动、喜模仿、善想象、爱创造等身心发展特点入手。

十、婴幼儿认知活动指导

（一）婴幼儿注意、记忆发展的特点

1. 0~3岁婴幼儿主要处于感知运动阶段和前运动阶段初期，其认知特点与成人不同。

2. 婴幼儿首先对事物的外表获得初步的印象是感知。

3. 婴幼儿的记忆一般要经历三个过程：感知—认识—再现。

4. 认知是个体对客观世界的认识。

5. 最初的记忆表现在新生儿能够区别熟悉的声音和不熟悉的声音。

6. 婴幼儿的记忆特点：无意性、趣味性、形象性、短时性。

（二）婴幼儿思维与想象发展的特点

1. 假装游戏是想象力发展的重要标志，出现最初的假装游戏，想象开始发生的年龄是1.5~2岁。

2. 思维是智力发展的核心，是获得新知识的必经途径。

3. 人类的思维从发生到发展再到成熟需要经历18~20年。

4. 假装游戏越复杂，说明婴幼儿的想象力越丰富。相反，假装游戏越简单，说明婴幼儿的想象力越贫乏。

5. 思维是人类特有的认知活动。

6. 想象是对已有的表象进行加工改造建立新形象的心理过程；1周岁之内的婴儿尚无想象活动；0~1岁是婴儿思维方式的准备时期。

（三）婴幼儿空间知觉发展的特点

1. 婴幼儿开始具备上下、前后方位意识的年龄是 1.5 ~ 2 岁。

2. 婴幼儿开始试着以动作来探索空间的年龄是 1 岁。

3. 婴幼儿的方向感和空间感逐渐成熟的年龄是 3 岁。

4. 人在婴幼儿时期，是用听觉来辨认方向的。

5. 最初的爬行促进了婴幼儿空间知觉能力的发展。

6. 空间直觉包括形状知觉、大小知觉、深度与距离知觉、方位知觉。

（四）婴幼儿数的概念发展的特点

1. 婴幼儿顺利完成手口一致的点数的年龄是 3 岁后。

2. 婴幼儿能在成人的教导下唱数并认数 1 ~ 5 甚至 1 ~ 10 的数字的年龄是 1.5 岁左右。

3. 婴幼儿能在具体形象的支持下理解"1"，知道"这是一个人""这是一个苹果"的年龄是 2 岁左右。

4. 手口一致的点数对手、眼、口的动作协调性有较高要求。

5. 婴幼儿对"1"的理解带有单向思维的特点。

6. 3 岁前，婴幼儿数概念的发展阶段一般分为：以自我为中心的、原始的多少概念；以语音为中心的唱数及以图形为中心的认数；以单向思维为中心的、理解具体的"1"。

（五）婴幼儿时间知觉发展的特点

1. 模仿成人的面部表情符合 0 ~ 3 月婴儿认知发展特点。

2. 模仿简单的行为符合 4 ~ 6 月婴儿认知发展特点。

3. 进行有目的的行为符合 7 ~ 9 月婴儿认知发展特点。

4. 在要求下指出身体的部位符合 10 ~ 12 月婴儿认知发展特点。

5. 婴幼儿很多时候会把从成人那里听到的时间词汇泛化。不能够明白"昨天"真正的意义。

6. 在照片中辨认家庭成员符合 13 ~ 18 月幼儿认知发展特点。

（六）婴幼儿认知发展的特点

1. 皮亚杰把 0 ~ 2 岁婴幼儿的感知运动阶段细分，其中 0 ~ 1 个月是反射练习阶段；1 ~ 4 或 4.5 个月是动作习惯和知觉的形成阶段；4 或 4.5 ~ 9 或 10 个月是有目的的动作形成阶段；9 或 10 ~ 11 或 12 个月是手段和目的之间的协调阶段。

2. 在 0 ~ 3 岁，认知的发展主要在无意性方面。他们的注意是被动地受外界事物所吸引，而不是主动地去注意某种事物。婴幼儿认知的无意性还表现在认知基本上是受情绪控制的。

3. 当婴幼儿能运用一系列协调的动作实现某个目的（如拉枕头取玩具）时，就意味着因果性认识已经产生了。

4. 婴幼儿的认知发展：注意主要是无意性注意，记忆主要是无意记忆，想象也是无意发生的，思维主要是自由联想式的。

（七）婴幼儿认知游戏特点与陪玩

1. 新生儿首先能辨认的颜色是红色。

2. 对黑白两种颜色最敏感的是 0～3 个月左右的小婴儿。黑白图卡对比强烈、轮廓鲜明、图幅较大，能有效吸引婴幼儿的注意力。

3. 12 个月左右的婴幼儿对环境中各种物体的名称、形状、颜色、大小等有了一定的感知。

4. 图形塞放、配瓶盖等活动是常见的配对游戏。

5. 婴幼儿出错也是感知的过程，要给予鼓励和操作提示。

6. 成人可以向婴幼儿提供的认知游戏有：指认游戏、分类配对游戏、空间探索游戏、数量体验游戏。

（八）婴幼儿认知游戏操作要求与注意事项

1. 婴幼儿认知游戏的内容应符合不同年龄段的婴幼儿认知的特点。

2. 出生至 6 个月是婴幼儿神经发育的关键期。

3. 婴幼儿认知游戏的方法应以采取直接动作为主。

4. 婴幼儿认知水平与感觉器官对应的大脑中枢发育速度有关。

5. 婴幼儿听神经发育的关键期在出生至 12 个月，此时进行听觉训练效果最好。

6. 婴幼儿认知游戏操作要求与注意事项：婴幼儿认知游戏的内容应符合不同年龄段的婴幼儿认知的特点；婴幼儿认知游戏的方法应采取直接动作为主；在同一时间内，婴幼儿的认知内容只能有一个对象；婴幼儿的认知游戏相同的内容需要反复进行。

（九）婴幼儿艺术表现发展特点

1. 0～3 岁婴幼儿涂鸦发展特点中，无意识涂鸦，画出不规则的点属于 10～12 个月的特点；无意识涂鸦，可画出从左到右的连续弧形线条属于 13～18 个月的特点；无意识涂鸦，开始画连续的圆，并由大圆过渡到小圆属于 19～24 个月的特点；有一定意识的涂鸦，开始画封口的圆和短直线，开始对自己的作品定义属于 25～36 个月的特点。

2. 在婴幼儿阶段，艺术表现游戏主要包括涂鸦和童谣唱游。

3. 艺术表现游戏对 0～3 岁婴幼儿的发展非常重要。

4. 可以教给 3 岁以内的婴幼儿简笔画。

5. 涂鸦对婴幼儿的发展有很多积极的意义：满足婴幼儿手部活动的需要；满足婴幼儿对因果关系的好奇心和探索欲；是婴幼儿自我表达的一种途径。

（十）婴幼儿艺术表现游戏的作用与特点

1. 婴幼儿艺术表现游戏的作用：婴幼儿在有节奏的韵律和动作中进行最初的想象，可以让宝宝充满自信和快乐，可以培养婴幼儿最初的想象能力，可以愉悦身心。

2. 婴幼儿艺术表现游戏的作用和特点：1岁左右的婴幼儿听到音乐会不由自主地扭动身体，不需要动作的规范，此时需要成人的鼓励。

（十一）组织婴幼儿进行艺术表现游戏的方法和注意事项

1. 0~3岁婴幼儿艺术表现游戏包括涂鸦和童谣唱游。

2. 涂鸦期通常是指儿童的乱涂乱画阶段；0~3岁婴幼儿的乱涂乱画称为婴幼儿涂鸦；涂鸦是婴幼儿成长中的一种需要。

3. 婴幼儿涂鸦的注意事项：涂色不适合3岁以内的婴幼儿；不要教3岁以内的婴幼儿画具体的事物；不要用"像不像""对不对"等词评价婴幼儿的作品。

4. 涂色不适合3岁以内的婴幼儿。婴幼儿的涂鸦是自由自在的、随意的活动，当婴幼儿还不能很好地控制手部动作时，涂色对他们来说是一件很困难的事。

5. 童谣唱游：童谣朗朗上口、通俗易懂、有趣好玩，婴幼儿感兴趣。唱游是游戏化的音乐活动，具有游戏和类似游戏的特征。

6. 常为婴幼儿念唱童谣，可以刺激听觉，促进其发出声音

7. 童谣唱游的方式：念唱童谣、欣赏音乐、律动唱游、敲敲打打。

（十二）童谣唱游活动的发展与支持

1. "父母语"是父母和婴幼儿间的一种特殊的交流方式，特点是声调高、语速慢、多反复、抑扬顿挫。

2. 4~6个月婴儿开始对音乐做出积极反应。

3. 7~9个月的婴儿在音乐旋律发生变化时会摇头晃脑。

4. 鼓励10~12个月的婴儿尝试随着音乐做扭动、哼说发音。

5. 10~12个月婴儿能模仿音调并唱出自己的声调；13~18个月幼儿的身体对音乐的刺激反应增强；19~24个月幼儿动作与音乐逐渐相配；25~36个月幼儿动作与音乐的协调能力逐步提高。

十一、培养婴幼儿情绪、情感与社会性行为

（一）婴幼儿情绪情感发展特点

1. 10个月的宝宝遇到任何不适都会哭闹，需要大人安抚才能缓和，这反映了婴幼儿情绪反应快而缺乏控制力的特点。

2. 婴幼儿情绪的发展与先天的气质和后天的成长环境密切相关。

3. 婴幼儿与生俱来地具有情绪反应的能力。

4. 婴幼儿情绪是以面部肌肉运动模式、声调和身体姿态的形式表达。

（二）婴幼儿基本情绪情感的表现

1. 人的基本情绪包括：愉快、兴奋、惊奇、厌恶、痛苦、愤怒、惧怕、悲伤。

2. 哭、笑、恐惧、依恋是婴幼儿的基本情绪表现。婴幼儿的情绪可在短时间内有很大的变化。婴幼儿产生情绪的时间较短。

3. 在婴幼儿心理发展过程中，其情绪表现的特点是：短暂性、强烈性、易变性、真实性和外显性。

（三）婴幼儿基本情绪情感的应对及注意事项

1. 从出生到 1 岁期间是婴幼儿情绪萌发期。

2. 2 岁的宝宝出现怕黑、怕狼、怕坏人，这是和想象相联系的恐惧情绪。

3. 4~6 个月的婴儿的笑多由触觉刺激引发；10~12 个月的婴儿的笑多由触觉刺激和社会刺激引发；12 个月的婴儿的笑多由视觉刺激和社会刺激引发。

4. 成人过多的阻止会限制婴幼儿合理的探索和创造性的发展，形成胆小内向的性格。

5. 成人的行为会直接影响婴幼儿的情绪。

6. 应对婴幼儿情绪情感的方法：经常让婴幼儿获得快乐，经常让婴幼儿慢慢学会控制情绪，和谐美好的家庭生活是培养良好情绪的环境因素，注意观察婴幼儿的情绪变化。

（四）婴幼儿不同年龄段的母婴依恋行为的表现

1. 母婴依恋常常表现在：婴幼儿将微笑、注视、依偎、追踪、拥抱等都指向母亲，喜欢和母亲在一起；与母亲接近，婴幼儿会感到最大的舒适和愉快；婴幼儿与母亲分离会感到最大的痛苦。

2. 婴幼儿不同年龄段的母婴依恋行为的表现：0~3 个月注视人的脸；3~6 个月对母亲和所熟悉的人及陌生人的反应是不同的；6~7 个月愿意与母亲在一起特别高兴，离开时哭喊不肯；2 岁以后当母亲需要干别的事情暂时离开时，会表现出理解。

（五）在婴幼儿生活照顾中渗透情感交流的原则与方法

1. 在婴幼儿生活照顾中渗透情感交流的原则：坚持母乳喂养、坚持面对面地和婴幼儿交流，哺乳时尽量与婴幼儿肌肤相亲；在处理婴儿大小便及清洁卫生期间与其交流；"玩"是与婴幼儿交流的最好形式；安全的关系与环境是与婴幼儿进行良好交流的基础；用温柔的语言和婴幼儿在注视中亲切交流。

2. 在婴幼儿生活照顾中渗透情感交流的方法：用温柔的语言和婴幼儿亲切地交流、在照料活动中与婴幼儿谈话、以表情与动作与婴幼儿交流。

3. 婴幼儿的模仿能力是天生的。温柔舒适的肌肤接触能提高婴幼儿的灵敏度。

（六）掌握辨析应对婴幼儿哭声的方法及注意事项

1. 自然观察法是掌握辨析应对婴幼儿哭声的方法。

2. 应对婴幼儿的哭闹不仅要满足期生理需要，还要关注情感和心理需要。

3. 应对婴幼儿的哭闹用转移注意力的方法让孩子停止哭闹会压抑孩子的情绪；婴幼儿经常被责怪会降低他的自我价值感；新生儿喜欢被拥抱的安全感觉。

4. 回应婴幼儿哭声的有效策略：把婴幼儿包裹起来抱紧他；让婴幼儿听有节奏的声音；轻轻摇晃婴幼儿；给婴幼儿按摩。

（七）建立良好的母婴依恋关系的有效策略和注意事项

1. 自然观察法是了解婴幼儿个体的依恋行为特征的方法。

2. 小王工作很忙，她对自己女儿的态度经常随自己的情绪而变化。可能对孩子的影响是使孩子感到无所适从，对妈妈失去信心。

3. 母婴依恋关系对儿童的合作性、社会性行为以及表达正性情绪的能力都有帮助。对于黏人的婴幼儿，父母上班前不要悄悄地离开。

4. 建立理想的母婴依恋关系，具体的策略是：牢牢把握婴儿依恋关系形成的关键期。运用"耐心＋稳定的情绪"的公式，敏感地应对婴幼儿的信号，鼓励孩子加入同伴小群体。

（八）培养婴幼儿良好的沟通能力

1. 3 岁以前是婴幼儿学会与人沟通的最佳时期。认真地听婴幼儿说话，可以激发婴幼儿说话的积极性。

2. 妈妈带 2 岁半的宝宝购物时应边买东西边将物品的名称和用途告知；让婴幼儿动手摸、闻所买的东西；让婴幼儿复述所购买的物品的名称和用途。

3. 培养婴幼儿良好的沟通能力的方法有：①面对面与婴幼儿说话，吐字清节奏慢，普通话。②认真听婴幼儿说话，试图理解意义，激发说话的积极性。③鼓励婴幼儿与他人对话。④要与婴幼儿说说看得见的和正在做的事情。

（九）与心理"反抗期"婴幼儿沟通的方法

1. 婴幼儿心理发展第一个"反抗期"发生的年龄段是 1 岁半～2 岁半。婴幼儿"反抗期"是塑造婴幼儿健康人格的敏感期或关键期。

2. 对婴幼儿的合理要求，尤其是学习和探索环境的欲望要给予充分的满足。成人对婴幼儿的恶作剧，最好的办法是故意冷淡。

3. 与心理"反抗期"婴幼儿沟通的方法：合理满足法、转移注意法、故意冷淡法、后果惩罚法。

（十）婴幼儿社会行为表现与应对

1. 0~3 岁婴幼儿社会性行为的发展表现为：自我意识的发展，亲子关系的建立，玩伴关系的建立。亲子关系的建立是是婴幼儿人际关系的第一步。

2. 让婴幼儿独享食物和玩具不利于婴幼儿玩伴关系的建立。应为婴幼儿提供与同伴一起玩的机会，安排两个人合作的游戏，指导婴幼儿玩"角色游戏"。

3. 婴幼儿2岁以后能够分辨"好人"与"坏人"。

4. 婴幼儿自我意识的发展需要经历的阶段是认识自己、认识"我的……"、从别人评价到自己评价。

（十一）婴幼儿社会性的培养

1. 亲子依恋关系和同伴交往关系是对婴幼儿社会性发展影响最大的早期人际关系。

2. 婴幼儿在亲子依恋关系中，能够获得安全感和信任感。

3. 婴幼儿的攻击行为会随着年龄的增长，社会互动增多，自我控制增强而改善。孩子的社会交往经验和技巧，直接与同伴接触的多少相关。

4. 指导妈妈与宝宝建立亲子关系的方法：指导妈妈在喂奶时与婴幼儿进行交流。经常给婴幼儿更多的爱抚、亲吻和拥抱。经常满足婴幼儿的各种要求。经常和婴幼儿进行眼对眼的接触。

5. 在孩子的社会交往中应把握：冲突比回避好；示范比说教好；等待比强制好；避免做"电视婴幼儿"。

（十二）婴幼儿社会性游戏的作用与注意事项

1. 婴幼儿的社会性发展主要表现在生活和游戏中的交往、配合等行为。

2. 游戏中的婴幼儿是平等互惠的同伴关系，是要表达自己的意愿、主张、态度的，要理解他人的意愿、主张、态度并作回应。

3. 2岁的宝宝不肯把自己的玩具和小朋友进行交换，正确的做法是多鼓励不责怪。

4. 游戏能帮助婴幼儿在交往活动中形成一定的交往技能，学会交往规则。游戏中的人际关系有利于婴幼儿交往技能的发展。

5. 婴幼儿的社会性发展游戏的意义：促进婴幼儿自我认知的发展；促进婴幼儿社会认知的发展；促进婴幼儿社会性方面的认识能力和实践经验的发展。

第二部分　技能操作

生活照料

一、泥状辅食制作、喂食

【操作准备】

1. 环境整洁，空间相对独立，室温适宜。

2. 准备用物：婴儿模型（包被包好）、婴儿专用餐桌椅、餐具一套、围兜、毛巾、刀具、砧板、温开水适量、小毛巾、研磨器一套、方盘（上面放置：小碗、小勺、盛有温水的水杯）。

3. 育婴员取下戒指、手表、腕饰，剪好指甲，流水下用七步洗手法洗净双手。

4. 6～8 个月的婴儿，婴儿状态良好，适合喂食。

5. 食物准备（四选一）：

（1）肝泥：将新鲜的猪肝洗净切成条状碎片，放入榨汁机绞碎，取出后加少量水煮烂，捣成泥状。

（2）菜泥：将菠菜洗净、切碎，加少量盐和水煮沸 15 分钟，上层清的是菜汤，倒入碗中可喂食，将菜捣成泥状，拣出的粗纤维就是菜泥。

（3）果泥：将洗净后的水果如苹果、梨一切为二，用不锈钢勺轻刮切面，刮成水果泥。遇到较大果块时，可用勺压成泥。

（4）米粉：将米粉按产品说明加入温水制成糊状。

【操作过程】

（一）餐前准备

1. 让婴儿坐在餐椅上准备吃饭。

2. 给婴儿戴上围兜。

（二）进餐中

1. 育婴员用婴儿专用的小勺从小碗中舀食物喂食。从 1/4 开始逗引喂食，逐渐加量。

2. 让婴儿再喝点儿水，冲冲嘴。

（三）进餐后

1. 婴儿吃饱后，把围兜拿下来，用干净的毛巾擦净嘴巴、双手。

2. 将婴儿抱离餐椅，出去进行活动。

3. 在合适的时间收拾用物。收拾、清洗餐具；擦干净桌子、椅子并归位；清扫地面。

【科学指导】

1. 进餐前检查餐椅的稳定性，进餐时注意观察，防止出现噎食。

2. 食物、水的温度适宜。

3. 不过多添加食物，吃完再添加，禁食凉的食物防止出现腹泻。

4. 婴儿最初有拒绝的表现很正常，可以耐心尝试，坚持喂哺十余次，大都可以接受。如果出现呕吐、腹泻等消化不良反应或皮疹等过敏症状时，则应暂缓添加，待症状消失后重新少量尝试。

泥状辅食制作、喂食及辅助婴幼儿做餐前准备、进餐及餐后整理（40 分）

项目		考核要点	得分
操作准备 （17 分）		①环境：相对独立、整洁	1
		②物品：婴儿专用餐桌椅、餐具一套、围兜、刀具、砧板、温开水适量、小毛巾、研磨器一套、方盘	1
		③根据婴儿的年龄需求（6～8 个月）制作一款泥状辅食——米粉、菜泥、果泥、肝泥（四选一）	15
操作过程 （18 分）	餐前准备 （4 分）	①让婴儿坐在适合的餐桌餐椅上	2
		②给婴儿围上围兜	2
	进餐中 （6 分）	①育婴员用婴儿专用的小勺小碗喂食婴幼儿	2
		②从 1/4 少量开始放在唇边，引逗其舔舐	2
		③婴儿最初有拒绝的表现很正常	2
	餐后整理 （8 分）	①取下围兜，擦干净嘴、洗双手	2
		②抱离餐桌椅	2
		③收拾餐具，擦干净桌子、椅子，归位	2
		④清扫地面，清洗餐具	2

续表

项目	考核要点	得分
科学指导 （3分）	①进餐过程安全	1
	②水温适宜	1
	③不过多添加，吃完再添加。	1
综合评价 （2分）	①动作轻柔、熟练，引导婴儿自主进餐	1
	②有耐心，有爱心，关注婴儿需求	1
现场记录		
否定项	婴儿意外伤害、烫伤	

二、颗粒状辅食制作、喂食

【操作准备】

1. 环境整洁，空间相对独立，室温适宜。

2. 准备用物：婴儿模型（包被包好）、婴儿专用餐桌椅、餐具一套、围兜、毛巾、刀具、砧板、温开水适量、小毛巾。

3. 育婴员已取下戒指、手表、腕表，剪好指甲，流水下用七步洗手法洗净双手。

4. 8～10个月的婴儿，婴儿状态良好，适合喂食。

5. 食物准备（二选一）：

（1）菜粥：将青菜切成碎末，加油、少许糖炒熟备用。用锅将米煮熟成粥，加入碎菜混合，加少许盐调味。

（2）颗粒面条：将肉、胡萝卜切成细丝，置于炒锅内加油、葱末炒至七分熟，然后加水煮颗粒面，待面熟，改小火将各种食材煮烂，加少许盐调味。

【操作过程】

（一）餐前准备

1. 让婴儿坐在餐椅上准备吃饭。

2. 给婴儿戴上围兜。

（二）进餐中

1. 育婴员放少量的食物在小碗内，让婴儿用手抓着吃。

2. 育婴员也同样用手抓着食物、张大嘴巴，将食物放进嘴巴里，教给婴儿怎样用手抓着吃。

3. 吃完后给婴儿喝点儿水，冲冲嘴。

（三）进餐后

1. 婴儿吃饱后，把围兜拿下来，用干净的毛巾擦净嘴巴、双手。
2. 将婴儿抱离餐椅，出去进行活动。
3. 在合适的时间收拾用物。收拾、清洗餐具；擦干净桌子、椅子并归位；清扫地面。

【科学指导】

1. 进餐前检查餐椅的稳定性，进餐时注意观察，防止出现噎食。
2. 食物、水的温度适宜。
3. 不过多添加食物，吃完再添加，禁食凉的食物防止出现腹泻。
4. 婴儿最初有拒绝的表现很正常，可以耐心尝试，坚持喂哺十余次，大都可以接受。如果出现呕吐、腹泻等消化不良反应或皮疹等过敏症状时，则应暂缓添加，待症状消失后重新少量尝试。

颗粒状辅食制作、喂食及辅助婴幼儿做餐前准备、进餐及餐后整理（40 分）

项目	考核要点		得分
操作准备（17 分）	①环境：相对独立、整洁		1
	②物品：婴儿专用餐桌椅、餐具一套、围兜、刀具、砧板、温开水适量、小毛巾		1
	③根据婴儿的年龄需求（8～10 个月）制作一款颗粒状辅食——菜粥、颗粒面条（二选一）		15
操作过程（18 分）	餐前准备	①让婴儿坐在适合的餐桌餐椅	2
		②为婴儿围上围兜	2
	进餐中	①育婴员给婴儿合适的手抓食物。	2
		②育婴员也拿同样手抓食物、张大嘴巴，放进嘴里，示范给婴儿看	2
		③进餐结束后喝适量温开水、清洁口腔	2
	餐后整理	①取下围兜，擦干净嘴、洗双手	2
		②抱离餐桌椅	2
		③收拾餐具，擦干净桌子、椅子，归位	2
		④清扫地面，清洗餐具	2
科学指导（3 分）	①进餐过程安全		1
	②饭菜温度适宜		1
	③不过多添加，吃完再添加		1
综合评价（2 分）	①动作轻柔、熟练，引导婴儿自主进餐		1
	②有耐心，有爱心，关注婴儿需求		1
现场记录			
否定项	婴儿意外伤害、烫伤		

三、丁块状辅食制作、喂食

【操作准备】

1. 环境整洁，空间相对独立，室温适宜。
2. 准备用物：婴儿模型（包被包好）、婴儿专用餐桌椅、餐具一套、围兜、毛巾、刀具、砧板、温开水适量、小毛巾。
3. 育婴员取下戒指、手表、腕饰，剪好指甲，流水下用七步洗手法洗净双手。
4. 8~10个月的婴儿，宝宝状态良好，适合喂食。
5. 食物准备（二选一）：
（1）饺子。
（2）馄饨。

【操作过程】

（一）餐前准备

1. 让宝宝坐在餐椅上准备吃饭。
2. 给宝宝戴上围兜。

（二）进餐中

1. 育婴员放少量的食物在小碗内，让宝宝用手抓着吃。
2. 育婴员也同样用手抓着食物，张大嘴巴，将食物放进嘴巴里，示范给婴儿看，教给婴儿怎样用手抓着吃。
3. 吃完后给婴儿喝点儿水，冲冲嘴，有利于养成饭后漱口的习惯。

（三）进餐后

1. 宝宝吃饱后，我们把围兜拿下来，用干净的毛巾擦净嘴巴、双手。
2. 将婴儿抱离餐椅，出去进行活动。
3. 在合适的时间收拾用物。收拾、清洗餐具；擦干净桌子、椅子并归位；清扫地面。

【科学指导】

1. 进餐前检查餐椅的稳定性，进餐时注意观察，防止出现噎食。
2. 食物、水的温度适宜。
3. 不过多添加食物，吃完再添加，禁食凉的食物防止出现腹泻。
4. 婴幼儿最初有拒绝的表现很正常，可以耐心尝试，坚持喂哺十余次，大都可以接受。如果出现呕吐、腹泻等消化不良反应或皮疹等过敏症状时，则应暂缓添加，待症状消失后重新少量尝试。

丁块状辅食制作、喂食及辅助婴幼儿做餐前准备、进餐及餐后整理（40分）

项目	考核要点		得分
操作准备 （17分）	①环境：相对独立、整洁		1
	②物品：婴儿专用餐桌椅、餐具一套、围兜、刀具、砧板、温开水适量、小毛巾		1
	③根据婴儿的年龄需求（10~12个月）制作一款丁块状辅食——饺子、馄饨（二选一）		15
操作过程 （18分）	餐前准备	①让婴儿坐在适合的餐桌餐椅	2
		②为婴儿围上围兜	2
	进餐中	①育婴员给婴儿合适的手抓食物	2
		②育婴员也同样手抓食物，张大嘴巴，放进嘴里，示范给婴儿看	2
		③进餐结束后喝适量温开水、清洁口腔	2
	餐后整理	①取下围兜，擦干净嘴、洗双手	2
		②抱离餐桌椅	2
		③收拾餐具，擦干净桌子、椅子，归位	2
		④清扫地面，清洗餐具	2
科学指导 （3分）	①进餐过程安全		1
	②饭菜温度适宜		1
	③不过多添加，吃完再添加		1
综合评价 （2分）	①动作轻柔、熟练，引导婴儿自主进餐		1
	②有耐心，有爱心，关注婴儿需求		1
现场记录			
否定项	婴儿意外伤害、烫伤		

四、婴幼儿喂养

【操作准备】

1. 环境安全，温湿度适宜，无对流风。

2. 准备用物：婴儿模型，围兜，毛巾，方盘［上面放置：奶瓶，水杯（30~40℃温水），奶粉罐］、米粉、小碗、小勺。

3. 育婴员已取下戒指、手表，剪好指甲，流水下用七步洗手法洗净双手。

4. 婴儿状态好，到喂哺时间。

【操作过程】

（一）母乳喂养

1. 母乳喂养的定义

（1）纯母乳喂养分完全纯母乳喂养和几乎纯母乳喂养。完全纯母乳喂养指除母乳外，不给婴儿吃其他任何液体或固体食物。几乎纯母乳喂养指除母乳外，还给婴儿吃维生素、水或果汁，每日不超过 1 ~ 2 口。

（2）部分母乳喂养：按母乳占婴儿每日全部食物的比例不同，可分为高比例母乳喂养（>80%）、中等比例母乳喂养（20% ~ 80%）和低比例母乳喂养（<20%）。

2. 母乳喂养的好处

（1）对婴儿的好处：母乳是婴儿理想的天然食物，所含的各种营养物质适合婴儿的消化吸收；母乳喂养有利于预防儿童过敏性疾病的发生；母乳喂养能增强母婴情感，使婴儿获得良好的安全感，有利于促进婴儿心理与社会适应性的发育；母乳喂养经济、卫生、方便、温度适宜。

（2）对母亲的好处：哺乳可加快产后子宫复原，减少再受孕的机会；哺乳母亲的月经恢复较迟，形成的产后闭经期利于储存母亲体内的营养物质，有利于产后康复；母乳喂养能减少母亲乳腺癌和卵巢癌的发生。

3. 母乳喂养的操作

（1）喂哺姿势：①坐位喂哺。母亲坐在高度适中、软硬适宜、直背、没有把手的座椅上，靠紧椅背，放松背部和双肩，也可在脚下添加小凳。②卧位喂哺。夜间或母亲劳累休息时，可采用侧卧或仰卧的方法，注意喂哺时母亲一定要保持清醒，以免压到婴儿，造成窒息。

（2）喂哺操作：①稳定婴儿头部。婴儿和母亲身体相贴，母亲将婴儿的头靠在自己弯曲的胳膊里，用手掌根部托住婴儿的颈背部，使婴儿的头朝向乳房，嘴和乳头处于同一水平位置。②稳定乳房位置。用一手的拇指和四指放在乳房的上、下方，柔和地握住乳房。③正确含吮。将乳头从婴儿嘴的上唇掠向下唇引起觅食反射，当婴儿张大嘴时，将乳头引入婴儿口内，使婴儿含住大部分乳晕，不仅仅只咬住乳头。

（3）喂哺时间：按需喂哺。理想的喂哺时间由婴儿进行自我调节，以婴儿的需要为主。

（二）人工喂养

1. 定义：①人工喂养：因各种原因导致母亲不能亲自喂哺婴儿时，完全采用其他首选配方奶粉喂养，或豆浆及其他代乳品喂哺婴儿。②混合喂养：由于各种原因导致母乳不足，或者母亲不能按时给婴儿哺乳时，除了喂哺母乳之外，还需要加喂牛奶或其他乳品及其他配方奶粉，或其他代乳品。

2. 选择和冲调配方奶粉：根据婴幼儿月龄选择合适的奶粉、奶嘴。拧开奶瓶，倒放奶嘴，倒入适量温水。检查奶粉是否在保质期内，按使用说明取适量奶粉，注意平刮小勺，悬空倒入奶瓶。拧上奶嘴，搓奶瓶。

3. 围上围兜，抱起宝宝，保护头颈部，半坐位。将奶瓶倾斜45°，使奶液完全充满奶嘴，避免吸入空气。将少量奶滴于手腕部试温，温度合适喂奶。

4. 喂奶结束，擦嘴，撤下围兜，拍嗝。将宝宝下巴置于右肩，手呈空心掌，由下往上轻拍。打嗝后帮婴儿取右侧卧位。

（三）泥糊状食品

1. 婴儿辅食添加的目的：①补充营养。母乳含有全面、较为充足的营养，是出生后 6 个月内婴儿的最佳食品。母乳喂养和人工喂养的营养不足之处，需要添加辅食来弥补。辅食是婴儿乳类喂养必须补充的食品，可以满足婴儿对营养物质的需要。②学习进食。在婴儿口腔发育和进食能力学习的敏感阶段，通过辅食的添加，可以使婴儿学习进食乳类以外不同质地的食物，训练婴儿的吞咽和咀嚼功能，有助于婴儿早期饮食行为培养及良好饮食习惯的形成。③促进生长发育。辅食不仅能增加营养从而满足婴儿体格生长的需要，而且也有利于婴儿精神发育，还能刺激味觉、嗅觉、触觉和视觉发育。④为断乳做准备。随着年龄的增长，牙齿发育，胃肠消化吸收功能逐渐成熟，婴儿时期以乳类为主的流质饮食将逐渐转换到成人化的固体食物。通过添加辅食，调整婴儿的消化系统对各种食物的适应性，是逐渐断乳并过渡到普通饮食的重要过程。

2. 婴儿辅食添加的原则和要求：①原则是及时、足量、安全、适当。②要求是从一种到多种；从少量到多量；从稀薄到稠厚；从精细到粗糙。

3. 米粉的制作：最好选用市场上含铁米粉，开始采取一小勺干粉，用 75℃ 的热开水冲调，根据消化能力和食欲逐渐由少到多由稀到稠。（按米粉的说明书进行调制）

4. 喂食米粉的方法：①餐前：让婴儿坐在餐椅上准备吃饭，给婴儿戴上围兜。②餐中：育婴员用婴儿专用的小勺从小碗中舀食物喂食，由 1/4 开始逗引喂食，逐渐加量；再给婴儿喝点儿水，冲冲嘴。③餐后：婴儿吃饱后，把围兜拿下来，用干净的毛巾擦净嘴巴、双手；出去进行活动；将婴儿抱离餐椅；在合适的时间收拾用物；收拾、清洗餐具；擦干净桌子、椅子并归位；清扫地面。

【科学指导】

1. 母乳优先。

2. 补充配方奶粉的原则：因母乳分泌不足，影响婴儿体重增长。使用配方奶粉补充母乳喂养。首先保证母乳喂养总的次数不变，其次先喂母乳，将两侧乳房吸空后再用配方奶粉补充母乳不足的部分。

3. 将宝宝下巴置于右肩，手呈空心掌，由下往上拍嗝。

婴幼儿喂养（40 分）

项目		考核要求	分值
操作准备（4 分）		①环境适宜	1
		②物品：奶瓶、奶粉、温开水、围兜、米粉、小碗、小勺	3
操作过程 （30 分）	母乳喂养 （10 分）	①母乳的定义：a. 纯母乳喂养；b. 部分母乳喂养	3
		②母乳的好处：a. 对婴儿的好处；b. 对母亲的好处	2
		③母乳喂养的操作：a. 喂哺姿势；b. 喂哺操作；c. 喂哺时间	5
	人工喂养 （10 分）	①人工喂养和混合喂养的定义	2
		②选择和冲调配方奶粉	4
		③奶瓶滴速适合	1
		④喂哺方法（姿势、时间、拍嗝）	3
	泥糊状食品 （10 分）	①婴儿辅食添加的目的	3
		②婴儿辅食添加的原则、要求	3
		③调制米粉的制作过程	2
		④喂食米粉的方法	2
科学指导 （4 分）		①母乳优先	1
		②补充配方奶粉的原则	1
		③喂哺后正确拍嗝	2
综合评价 （2 分）		①宣教科学喂养	1
		②动作熟练轻柔，体现与婴儿交流	1
现场记录			
否定项			

五、婴幼儿沐浴法

【操作前准备】

1. 环境安全，室内温度 24 ~ 26℃，门窗已关好，无对流风。

2. 用物准备：浴盆（内有水温计一个）、婴幼儿（身穿上衣一件、尿布一个、尿布兜一个、包被一个）、脸盆（内有小方巾一个）、小方盘（内有消毒棉签一包，酒精一瓶、沐浴露一瓶、洗头精一瓶、润肤露一瓶）、浴巾一条（上面铺两个红色毛巾）、包被一条（内有上衣一件、尿布一个、尿布兜一个）、污物桶一个、38 ~ 40℃的温水。

3. 取下戒指、手表、腕表，剪好指甲，流水下用七步洗手法洗净双手。

4. 婴幼儿喂哺前或喂哺后一小时，精神状态很好，适宜洗澡。

【操作过程】

1. 浴盆横放，先倒冷水再倒热水，倒满浴盆的 2/3，测量水温为 38℃左右，然后取出水温计测量水温。

2. 打开包被，给婴幼儿脱去衣服，把婴幼儿抱到长条巾上，用大毛巾包裹防止着凉。

3. 面部、五官：用小方巾四角法给婴幼儿洗脸，把小方巾浸湿，攥到不滴水为止，用第一个面洗婴幼儿的左眼睛，由内眦到外眦，用第二个面洗婴幼儿的右眼睛，由内眦到外眦，用第三个面洗婴幼儿的鼻子（先擦洗鼻沟两侧，再擦洗两个小鼻孔），用第四个面洗婴幼儿的嘴巴（先上嘴唇，再下嘴唇），用第五个面洗婴幼儿的左脸颊（额头到脸颊），用第六个面洗婴幼儿的右脸颊（额头到脸颊），用第七个面洗婴幼儿的左耳朵，用第八个面洗婴幼儿的右耳朵。

4. 洗头：抱起婴幼儿（用左手托住婴幼儿枕部，右手托着臀部和腰部放至腋下夹住婴幼儿躯干），左手拇指和中指护住婴幼儿的耳朵，防止耳朵进水，用小方巾将婴幼儿头发蘸湿，取适量洗发水于掌心轻揉片刻，抹在婴幼儿头发上，用指腹轻揉头部，然后用清水将泡沫洗净，用毛巾吸干；看看婴幼儿是否大便，没便，撤下尿布兜，放入污物桶，开始洗澡。

5. 抱婴幼儿入水：先试试水的温度（用前臂内侧试），如果水温合适，用左手握住婴幼儿左臂，使婴幼儿的颈部枕于你的左前臂，再以右前臂托住婴幼儿双腿，用右手握住婴幼儿右腿，先将婴幼儿双脚轻轻放于水中，再逐渐让水慢慢浸没腿、臀部和腹部，呈半坐位，松开右手。

6. 婴幼儿身体躯干、四肢沐浴（前面）：用小方巾淋湿宝宝全身，若昨天刚洗过澡，今天就不用沐浴露了。清洗婴幼儿的脖子、腋下、手臂、前胸、腹壁、腹股沟、会阴、大腿、小腿、脚（皮肤皱褶处停留片刻，在清洗过程中，育婴员左手始终将婴幼儿握牢）。

7. 翻身：左右手交接婴幼儿，使婴幼儿的头部靠在育婴员手臂上翻身。

8. 婴幼儿身体躯干、四肢沐浴（后面）：清洗脖子、背部、腰部、腿部、臀部（皮肤皱褶处停留片刻）。

9. 洗完后迅速将婴幼儿依照放入水中的方法抱出，用浴巾包上，吸干身上的水分。

10. 掀开浴巾的两个下角到脐带处，给婴幼儿脐带消炎（一只手拿三根棉棒，另一只手的拇指和食指将婴幼儿脐带部位轻轻拨开，以顺时针的方向转圈消毒三次，晾干）。铺好新的包被，展开上衣，放好尿布兜和尿布，将婴幼儿放在包被上，脖子放在衣服的上端，将衣袖卷成环状，大手拉小手，穿好衣服。女性婴幼儿尿布臀部要加厚，男性婴幼儿会阴部要加厚，前不过脐，后不过腰，松紧能放进两指，最后将宝宝包好。

11. 观察指甲，必要时修剪指甲。

12. 整理用物，洗手，记录。

【科学指导】

1. 沐浴可以使皮肤清洁，身体舒适，促进血液循环，增进体能。

2. 如果沐浴中途需要加水，应先将婴幼儿抱出，试测水温合适后，再将婴幼儿放入水中。

3. 沐浴过程中，注意观察婴幼儿全身皮肤情况，如果皮肤出现破损或青紫应停止沐浴。

4. 沐浴前臀部如果有大便，应先清洗再沐浴。

5. 如果需要用沐浴液，应选择婴幼儿专用配方产品。

婴幼儿沐浴法（40 分）

项目	考核要求	分值
操作准备 （6 分）	①婴幼儿状态好，两餐之间	2
	②环境：环境安全，室温 24～26℃	2
	③物品齐全，水温 38～40℃	2
操作过程 （24 分）	①浴盆放置正确	2
	②加水顺序正确，先加凉水再加热水，测水温	2
	③婴幼儿身体准备，脱衣，大毛巾包裹	2
	④面部、五官、洗头	2
	⑤抱婴幼儿入水	2
	⑥婴幼儿身体躯干、四肢沐浴（前面）	2
	⑦翻身动作	2
	⑧婴幼儿身体躯干、四肢沐浴（后面）	2
	⑨抱出浴盆，毛巾收干水分	2
	⑩脐部的观察与护理、穿衣及尿布	2
	⑪观察指甲，必要时做护理	2
	⑫整理用物，洗手，记录	2
科学指导 （7 分）	①沐浴的意义：清洁、舒适、促进循环、增进体能	2
	②沐浴时间：喂哺前后 1 小时	1
	③沐浴中途加水，需预先将婴幼儿抱出	1
	④注意观察婴幼儿全身皮肤情况	1
	⑤臀部有大便，先清洗再入浴盆	1
	⑥沐浴液使用正确	1
综合评价 （3 分）	①注意婴幼儿保暖	1
	②沐浴过程中与婴幼儿语言交流	1
	③动作熟练、轻柔	1
现场记录		
否定项	水温不正确、婴幼儿滑倒坠落	

六、婴幼儿按时入睡训练

【操作准备】

1. 环境安全，空间独立，室温适宜，空气流通，光线稍暗。
2. 准备用物：婴儿床、床上用品、婴幼儿模型、睡袋、薄毯、婴幼儿玩偶。
3. 育婴员已取下戒指、手表、腕表，剪好指甲，流水下用七步洗手法洗净双手。
4. 婴幼儿到了睡觉时间。

【操作过程】

（一）入睡困难的处理

1. 婴幼儿出现眼皮翻动、呼吸不规则、手脚弯曲，突然惊起、抽动、微笑或有吸吮动作时，表示进入浅睡眠状态。
2. 育婴员应抱起婴幼儿轻摇，一般 6 个月之前的婴儿应横着抱，6 个月之后的婴幼儿要竖着抱，给婴幼儿喂奶、散步让其入睡。
3. 婴幼儿脸部活动和身体抽动停止，呼吸规律、肌肉放松、拳头松开、手脚无力悬着，表示婴幼儿已进入深眠阶段，这时轻轻将婴幼儿放到床上。

（二）陪伴入睡

1. 育婴员抱起婴幼儿，轻拍婴幼儿的身体。
2. 怀抱婴幼儿，轻轻唱摇篮曲。（任选一首，曲调歌词正确）
3. 婴幼儿在育婴员怀抱中进入睡眠，再轻轻将婴幼儿放到床上。
4. 6 个月之内婴儿可在哺乳中进入睡眠。

（三）诱导入睡

选择合适玩偶，让婴幼儿抱着玩偶入睡。

（四）辅助入睡

脱下婴幼儿外衣，为其穿上睡袋或包裹薄毯以助入睡。

【科学指导】

1. 睡眠可以为婴幼儿储备充足的能量。
2. 睡眠时生长激素到达分泌高峰，促进了机体生长发育。
3. 新生儿大脑发育不完善，充分的睡眠能够促进婴幼儿大脑的发育。

婴幼儿按时入睡训练（40 分）

项目		考核要求	分值
操作准备 （2 分）		①环境：环境独立、空气流通、光线稍暗	1
		②物品：婴儿床、床上用品、婴幼儿模型、睡袋、薄毯、婴幼儿玩偶	1
操作过程 （29 分）	1. 入睡困难的处理 （7 分）	①婴幼儿眼皮翻动、呼吸不规则、手脚弯曲，突然惊起、抽动、微笑或有吸吮动作为浅睡眠状态	2
		②之前的婴儿应横着抱，6 个月之后的婴幼儿要竖着抱，给婴幼儿喂奶、散步让其入睡	3
		③婴幼儿脸部活动和身体抽动停止，呼吸规律、肌肉放松、拳头松开、手脚无力悬着，婴幼儿已进入深眠阶段	2
	2. 陪伴入睡（16 分）	①育婴员抱起婴幼儿，轻拍婴幼儿的身体	2
		②怀抱婴幼儿，轻轻唱摇篮曲（任选一首，曲调歌词正确）	10
		③6 个月之内婴儿可在哺乳中进入睡眠	2
		④婴幼儿在育婴员怀抱中进入睡眠	2
	3. 诱导入睡（2 分）	①选择合适玩偶，让婴幼儿抱着玩偶入睡	2
	4. 辅助入睡（4 分）	①脱下婴幼儿外衣，穿上睡袋	2
		②脱下婴幼儿外衣，包裹薄毯	2
科学指导 （6 分）		①睡眠可以为婴幼儿储备充足的能量	2
		②睡眠时生长激素到达分泌高峰，促进了机体生长发育	2
		③新生儿大脑发育不完善，充分的睡眠能够促进婴幼儿大脑的发育	2
综合评价 （3 分）		①能培养婴幼儿养成良好的睡眠习惯	1
		②能让婴幼儿按时入睡	1
		③能处理睡眠过程中的常见问题	1
现场记录			
否定项		婴儿意外伤害	

七、婴幼儿出行准备、童车使用及安全

【操作准备】

1. 出行前评估天气情况。使用童车时场地应平整、安全，地面不潮湿，远离马路。

2. 准备用物：婴幼儿模型（包被包好）、衣服、保温瓶、奶粉、奶瓶、尿布、辅食、湿巾、纸巾、童车、玩具。

3. 育婴员取下戒指、手表、腕表，剪好指甲，流水下用七步洗手法洗净双手。

4. 婴幼儿保证足够的睡眠，精神状态良好。

【操作过程】

（一）冬天出行

1. 按月龄准备物品：

（1）6个月以内的婴儿：奶瓶、奶粉、米粉、果汁、餐具、保温瓶、尿布、尿布的垫子、湿纸巾、润肤露、护臀膏、爽身粉、口水巾、内衣、外衣、棉袜、软底鞋、斗篷、小毯子或小被子、棉帽或绒线帽、适龄玩具等。

（2）6～12个月的婴儿：奶瓶、奶粉、米粉、小零食、围兜、餐具、保温瓶、带吸嘴的水杯、尿布、湿纸巾、内衣、外衣、棉袜、厚实的外套、软底鞋或硬底鞋、斗篷、小毯子或小被子、润肤露、棉帽或绒线帽、适龄玩具等。

（3）13～24个月的幼儿：奶瓶、奶粉、水果、小点心、围兜、餐具、保温杯、水杯、尿布、湿纸巾、内衣、外衣、手套、围巾、厚实的外套、棉袜、防滑运动鞋、润肤露、棉帽或绒线帽、适龄玩具、幼儿读物等。

（4）25～36个月的幼儿：水果、小点心、小零食、围兜、餐具、保温杯、水杯、少量备用尿布、湿纸巾、内衣、外衣、手套、围巾、厚实的外套、棉袜、防滑运动鞋、润肤露、棉帽或绒线帽、适龄玩具、幼儿读物等。

2. 外出时，婴幼儿对陌生环境不容易适应，应多给予关注，用熟悉的玩具转移注意力。

3. 不要让婴幼儿离开育婴员的视线范围，注意安全。

（二）夏天出行

1. 按月龄准备物品：

（1）6个月以内的婴儿：奶瓶、奶粉、米粉、果汁、餐具、尿布、尿布的垫子、湿纸巾、护臀膏、口水巾、内衣、外衣、袜子、遮阳帽、婴幼儿防晒霜、饮用瓶装水、适龄玩具等。

（2）6～12个月的婴儿：奶瓶、奶粉、米粉、小零食、水果、围兜、餐具、饮用瓶装水、带吸嘴的水杯、尿布、湿纸巾、内衣、外衣、袜子、软底鞋或硬底鞋、遮阳帽、婴幼儿防晒霜、适龄玩具等。

（3）13～24个月的幼儿：奶瓶、奶粉、水果、小点心、围兜、餐具、饮用瓶装水、水杯、尿布、湿纸巾、内衣、外衣、袜子、防滑运动鞋、遮阳帽、婴幼儿防晒霜、适龄玩具、幼儿读物等。

（4）25～36个月的幼儿：水果、小点心、小零食、围兜、餐具、饮用瓶装水、水杯、少量备用尿布、湿纸巾、内衣、外衣、袜子、防滑运动鞋、遮阳帽、太阳镜、婴幼儿防晒霜、适龄玩具、幼儿读物等。

2. 外出时，婴幼儿对陌生环境不容易适应，应多给予关注，用熟悉的玩具转移注意力。

3. 不要让婴幼儿离开育婴员的视线范围，注意安全。

4. 在有水源处玩一定要防范溺水。

（三）童车使用安全

1. 按月龄选择合适的童车：0~12 个月坐卧两用车，大于 12 个月用伞车或折叠车。

2. 使用前：检查童车的平稳性、牢靠性及刹车装置是否正常；熟悉操作过程，阅读使用说明书；婴幼儿的体重是否在童车载重范围内；检查有无螺钉松脱现象，防止夹到婴幼儿的手。

3. 使用时：放稳童车，固定刹车装置。抱起婴幼儿放入童车内，6 个月婴儿取仰卧位，11 个月婴儿取坐位。12~30 个月的婴幼儿可以固定童车并帮助婴幼儿安全进入童车内。推车前行时远离公交车道，注意台阶地面的安全性。

【科学指导】

1. 熟悉操作过程。

2. 避免操作不当造成事故给婴儿带来危险。

婴儿出行准备、童车使用及安全（40 分）

项目		考核要点	分值
操作准备 （4 分）	①环境：出行前评估天气情况		2
	②物品：衣服、保温瓶、奶粉、奶瓶、尿布、辅食、湿巾、纸巾、童车、玩具等		2
操作过程 （26 分）	冬天出行 （6 分）	①按月龄不同准备适合的物品	2
		②婴幼儿对陌生环境不容易适应，多给予关注，用熟悉的玩具转移其注意力	2
		③不要让婴幼儿离开育婴员的视线范围，注意安全	2
	夏天出行 （8 分）	①按月龄不同准备适合的物品	2
		②婴幼儿对陌生环境不容易适应，多给予关注，用熟悉的玩具转移其注意力	2
		③不要让婴幼儿离开育婴员的视线范围，注意安全	2
		④在有水源处玩一定要防范溺水	2
	童车使用安全 （12 分）	①按月龄选择合适的童车：a. 0~12 个月坐卧两用车；b. 大于 12 个月用伞车、折叠车	2
		②检查童车的平稳性及牢靠性，熟悉操作过程，阅读使用说明书	6
		③远离公交车道，注意台阶地面的安全性	2
		④检查有无螺钉松脱现象，防止夹到婴幼儿的手	2
科学指导 （4 分）	①熟悉操作过程		2
	②避免操作不当造成事故给婴幼儿带来危险		2

续表

项目	考核要点	分值
综合评价 （6分）	①检查刹车的安全性	2
	②不能超负荷使用	2
	③定期保养检查	2
现场记录		
否定项	意外受伤、倾斜翻倒	

保健护理

一、婴幼儿体重、身长的测量方法

【操作准备】

1. 环境安全，室温适宜，无对流风。
2. 准备用物：婴幼儿模型（包被包好）、毛巾一条、体重计、测量床、逗引玩具、笔、纸。
3. 育婴员取下戒指、手表、腕表，剪好指甲，流水下用七步洗手法洗净双手。
4. 喂哺婴幼儿1小时后，状态良好，此时适宜为婴幼儿进行体重和身长的测量。

【操作过程】

（一）体重

1. 将毛巾铺于体重计上，打开开关，将体重计调零。
2. 根据情况脱去婴幼儿的衣服和尿布，抱起婴幼儿轻放于秤盘上。
3. 预防宝宝坠地摔伤，注意一手保护婴幼儿，另一手摁下 hold 键。每次测量时要连续测量两次，用两个相近数字的平均数作为记录数字，体重数值记录到小数点后两位。
4. 把婴幼儿从体重计上抱下来，穿好衣裤，整理用物。
5. 记录测量值、日期。

（二）身长

1. 将毛巾铺于测量床上。
2. 根据情况脱去婴幼儿的帽子和鞋袜，抱起婴幼儿放到测量床上。
3. 测量时让婴幼儿仰卧在测量床中线上。头顶接触板，头摆正，双眼直视正上方。

头和肩胛骨间、臀、双足跟紧贴测量板，测量者一手轻轻按直宝宝的膝部，使两下肢伸直。滑动滑板抵至足跟，待滑板两侧读数一致的时候测量者读数。每次测量时要连续测量两次，用两个相近数字的平均数作为记录数字，身长数字记录到小数点后一位。

4. 把婴幼儿从测量床上抱下来，戴好帽子，穿好袜子和鞋，整理用物。

5. 记录测量值、日期。

【科学指导】

1. 注意安抚婴幼儿，玩具逗引，保持良好状态，避免受伤。

2. 连续测量两次后读数。

3. 测量婴幼儿体重、身长的意义：体重和身体是监测婴幼儿生长发育的常用指标。通过系统的追踪评价，可以随时发现婴幼儿生长发育和膳食中出现的营养问题，及时向家长提出诊疗、缓和调整的建议。

4. 婴幼儿体重增长的规律：平均出生体重为 3 千克，1~6 个月每月增加 600~800 克，7~12 个月每月增加 300~400 克，3~5 个月时体重是出生时的 2 倍（6 千克），1 周岁时增至 3 倍（9 千克），12 周岁时增至 4 倍（12 千克）。计算公式为：1~6 个月，3 + 月龄×0.7；7~12 个月，6 + 月龄×0.25；2~12 岁，8 + 年龄×2。

5. 婴幼儿身长增长的规律：新生儿出生时平均为 50 厘米，6 个月达 65 厘米，1 周岁达 75 厘米，两周岁达 85 厘米，两岁以后平均每年增长 5~7 厘米，2~12 岁公式推算为身高（厘米）= 年龄×7 + 70。

婴幼儿体重、身长测量（25 分）

项目		考核要求	分值
操作准备（2 分）		①环境：适宜、安全，室温 24~26℃	1
		②用物：清洁布、体重计、测量床、逗引玩具、婴幼儿模型、笔、纸	1
操作过程（11 分）	体重（5 分）	①体重计归零，铺清洁布	1
		②视情况脱去婴幼儿衣服及尿布，将其轻放于称盘上	1
		③读数：保护好婴幼儿，准确读数，保留小数点后两位	1
		④整理：给婴幼儿穿好衣裤，整理用物	1
		⑤记录：记录测量值及日期	1
	身长（6 分）	①脱去婴幼儿帽子、鞋袜，测量床铺清洁布	1
		②婴幼儿仰卧于测量床的中线上，卧位正确	1
		③育婴员测量手法正确	1
		④读数：保护好婴幼儿，准确读数，保留小数点后一位	1
		⑤整理：给婴幼儿穿好帽、袜、鞋，整理用物	1
		⑥记录：记录测量值及日期	1

项目	考核要求	分值
科学指导（10分）	①安抚情绪、玩具逗引、保持良好状态	2
	②连续测量两次后读数	2
	③测量婴幼儿体重、身长的意义	2
	④婴幼儿体重、身长增长的规律	2
	⑤用公式计算出婴幼儿体重、身长	2
综合评价（2分）	①有爱婴观念	1
	②动作熟练、轻快、稳重	1
现场记录		
否定项	婴幼儿坠床或意外受伤	

二、婴幼儿头围、胸围的测量方法

【操作准备】

1. 环境安全，室温适宜，无对流风。
2. 准备用物：婴幼儿模型（包被包好）、软尺、逗引玩具、笔、纸。
3. 取下戒指、手表、腕表，剪好指甲，流水下用七步洗手法洗净双手。
4. 婴幼儿喂哺一小时后，状态良好，适宜为婴幼儿进行头围胸围的测量。

【操作过程】

（一）头围

1. 安抚情绪，用玩具逗引婴幼儿，保持情绪愉快。
2. 将软尺 0 点固定于右侧眉弓上缘，将软尺紧贴头皮绕枕后结节最高点，绕头一周至左侧眉弓上缘回到 0 点，记录读数到 0.1 厘米。
3. 连续测量两次取平均值。
4. 帮婴幼儿穿好衣服，包好包被。让婴幼儿休息一会，整理用物并洗手。
5. 记录测量值、日期。

（二）胸围

1. 安抚情绪，用玩具逗引婴幼儿，保持情绪愉快。
2. 婴幼儿取卧位，两手自然平放或下垂，解开宝宝上衣，测量者将软尺 0 点固定于右侧乳头下缘，将软尺紧贴皮肤，经两侧肩胛骨下缘至左侧乳头下缘，回到 0 点。
3. 取平静呼、吸气时的中间数值，读数到 0.1 厘米，连续测量两次取平均值。
4. 帮婴幼儿穿好衣服，包好包被。让婴幼儿休息一会，整理用物并洗手。

5. 记录测量值、日期。

【科学指导】

1. 注意安抚婴幼儿，避免受伤。

2. 测量头围发育的意义：头围反映脑及颅骨的发育程度，过小说明脑发育不良，总体智力低下；过大可能与佝偻病、脑积水等疾病有关，遗传或超重也容易造成头大。头围的增长规律：正常值出生时平均为 34 厘米，1 岁 46 厘米，2 岁 48 厘米。测量频率：6 个月以内婴儿每月测量一次，7~12 个月婴儿每 2 个月测量一次，13~36 个月的幼儿每 3 个月测量一次。

3. 测量胸围发育的意义：胸围反映胸廓、胸背肌肉、皮下脂肪及肺的发育程度。胸围小说明胸内心、肺等器官发育差，胸围大可能与佝偻病造成"鸡胸"有关。胸围的增长规律：正常值是出生时平均为 32 厘米（较头围小 1~2 厘米），1 岁 46 厘米。测量频率：6 个月以内婴儿每月测量一次，7~12 个月婴儿每 2 个月测量一次，13~36 个月的幼儿每 3 个月测量一次。

婴幼儿的头围、胸围的测量（25 分）

项目		考核要求	分值
操作准备（2 分）		①个人与环境：洗手、脱外衣	1
		②用物：软尺、逗引玩具、婴幼儿模型、笔、纸	1
操作过程（16 分）	头围（8 分）	①安抚情绪，玩具逗引，保持良好状态	1
		②测量：将软尺 0 点固定于头部右侧眉弓上缘，紧贴头皮绕枕后结节最高点至左侧眉弓回到 0 点	2
		③读数：连续测量两次取平均值，读小数点后一位（0.1 厘米）	2
		④整理用物	1
		⑤记录：记录测量值及日期	2
	胸围（8 分）	①安抚情绪，玩具逗引，保持良好状态	1
		②测量：婴幼儿取卧位，两手自然放平。将软尺 0 点固定于右侧乳头下缘，紧贴皮肤，经两肩胛骨下缘至左侧乳头下缘，回至 0 点	2
		③读数：取平静呼、吸气时的中间读数，反复测量两次取平均值，读小数点后一位（0.1 厘米）	2
		④整理用物	1
		⑤记录：记录测量值及日期	2
科学指导（5 分）		①安抚孩子，避免损伤	1
		②测量头围发育的意义、增长的规律	2
		③测量胸围发育的意义、增长的规律	2

续表

项目	考核要求	分值
综合评价（2分）	①有爱婴观念、注意保暖	1
	②动作熟练、轻快、稳重	1
现场记录		
否定项	婴幼儿意外受伤	

三、婴幼儿抚触法

【操作前准备】

1. 环境安全，室内温湿度适宜，无对流风，安静，可播放柔和的音乐。
2. 婴幼儿模型（包被包好），浴巾，毛巾，婴儿润肤油，衣服，尿布，尿布兜。
3. 育婴员取下戒指、手表、腕表，剪好指甲，流水下用七步洗手法洗净双手。
4. 宝宝刚洗完澡，状态良好，情绪稳定，适合做抚触。

【操作过程】

1. 选择合适的体位

婴幼儿仰卧，育婴员可取跪姿、坐姿或站姿，育婴员应双肩放松，背部挺直。每部位做6个节拍。

2. 预备

动作：取适量抚触油相互揉搓，使双手温暖润滑。

语言：宝宝乖，阿姨现在给你做抚触。

3. 头面部开始

动作：点鼻子，摸脸蛋，摸耳朵都可以。

语言：宝宝长得浓眉大眼，真漂亮，点点你的小鼻子，摸摸你的小耳朵。

（1）前额

动作：从前额中心处用双手拇指的指腹从眉心开始沿眉弓往外推压至太阳穴。

语言：宝宝的眉毛弯弯像月牙，数1、2、3，宝宝的眼睛真漂亮！

（2）下巴

动作：从下颌中点同样用双手指拇指的指腹往外推压至耳前，划出一个微笑状。

语言：来，宝宝笑一个；宝宝我们来笑一笑，宝宝笑得真可爱啊！

（3）头部

动作：两手同时从前额发际线按摩到耳后，再揉揉耳朵。

语言：宝宝的头发真光滑呀！

4. 胸部：交叉原则

动作：打开包被，裸露身体，双手同时放在两侧肋弓下缘，右手通过胸部避开乳头到达肩部，左手同样操作，右手向上滑向宝宝右肩，复原；左手同时以同样方法向上滑向宝宝左肩，双手均是食指和中指略分开以避开宝宝乳头。

语言：接下来阿姨给你做胸部抚触，宝宝舒不舒服呀？

5. 腹部：顺时针方向原则

动作：右手从婴幼儿右下腹按摩到左下腹，左手跟随右手，从婴幼儿右下腹按摩到左下腹，在脐带未脱落前不要按摩该区域。右手在婴幼儿左腹由上往下划一个倒写"L"，由左到右画一个倒写"L"，由左到右画一个倒写"U"。

语言：宝宝的肚子圆圆，数 1、2、3，I LOVE YOU，爸爸爱你，妈妈爱你。

6. 四肢：挤牛奶原则

（1）上肢

动作：用毛巾盖上胸部和腹部。先从宝宝的左上肢开始按摩，旋转式按摩从上臂一直按摩到手腕部，从上臂到手腕部轻轻挤捏，手指按摩手腕；双手轻捏宝宝的手腕和掌心，用拇指从手指跟部按摩到手指尖。以同样方法按摩对侧上肢。

语言：看看宝宝的小胳膊，宝宝的胳膊壮壮，数 1、2、3；来，看看宝宝的小手；来，数数宝宝有几根手指呀？

（2）下肢

动作：先从宝宝的左大腿根部轻轻挤捏，然后按摩脚踝及足部，双手轻捏宝宝的脚踝和脚掌，在确保脚踝不受伤的前提下，用拇指从脚后跟按摩到脚掌，用拇指从脚趾跟部按摩到脚趾尖。以同样方法按摩对侧下肢。

语言：宝宝的大腿壮壮，数 1、2、3；来，看看宝宝的小脚丫；来，数数宝宝有几根脚趾呀？

7. 背部：上下开合、左右开合的原则

动作：把宝宝双臂放于胸前，左下肢搭在右下肢前面，顺势贴桌面翻身成俯卧位，两肘关节支撑身体摆好体位，双手扶着宝宝头部，使面部偏向一侧。

语言：来宝宝翻个身，头偏向一侧，宝宝，阿姨来给你按摩背部。

（1）后背部

动作：用手掌及指腹轻轻按摩脊柱两边的肌肉，在背部分别于肩部、胸部以及腰部三部位进行抚触，最后再揉揉小屁股。重复 3 次。

语言：宝宝真乖，数 1、2、3，宝宝的小屁股圆圆。

（2）颈部

动作：用一只手从头顶开始，经颈部向下按摩，轻轻按摩脊柱两边的肌肉至臀部结束，向前轻推宝宝的小屁股。

语言：宝宝真棒，舒服吧；来，宝宝爬一个（轻推小屁股的同时）。

8. 结束抚触

动作：给宝宝换上新衣服和尿布，包好包被。

语言：宝宝今天真棒，又长大了，阿姨带宝宝去找妈妈。

【科学指导】

1. 婴幼儿抚触可以增进食欲、增强抵抗力、促进智力发育、调节情绪。

2. 抚触的过程中注意保暖。

3. 不宜在喂奶后或饥饿时进行。抚触力度逐渐增加，以婴幼儿舒适合体为宜。

4. 抚触时间 5～15 分钟，要不断地与婴幼儿交流。

5. 当婴幼儿出现不明原因的发热时，暂不进行抚触。

婴幼儿抚触（25 分）

项目	考核要点	分值
操作前准备 （3 分）	①婴幼儿状态：精神好、情绪稳定	1 分
	②环境：室内温度适宜、安静、播放轻柔舒缓的音乐	1 分
	③物品：婴儿润肤油、毛毯、替换衣物	1 分
操作过程 （12 分）	①给婴幼儿选择合适的体位	1 分
	②头面部	2 分
	③胸、腹部	2 分
	④上肢、下肢	2 分
	⑤翻身	2 分
	⑥背部	2 分
	⑦整理衣物、安置婴幼儿	1 分
科学指导 （6 分）	①抚触的意义	2 分
	②操作过程中注意保暖	1 分
	③不宜在喂奶后或饥饿时进行	1 分
	④抚触时间 5～15 分钟，要不断地与婴幼儿交流	1 分
	⑤有不明原因的发热时，暂不进行抚触	1 分
综合评价 （4 分）	①抚触油使用得当	1 分
	②抚触顺序、手法正确，动作轻柔	2 分
	③爱护体贴婴幼儿，并与婴幼儿交流	1 分
现场记录		
否定项	意外伤害	

四、婴幼儿给药法

【操作准备】

1. 房间安静，温湿度适宜。

2. 准备用物：婴幼儿模型，围兜，方巾，毛巾，方盘〔上面放置药瓶、水杯（温水）、小勺〕。

3. 育婴员取下戒指、手表、腕表，剪好指甲，流水下用七步洗手法洗净双手。

4. 婴幼儿处于两次喂哺时间之间，状态良好。

【操作过程】

（一）口服给药

1. 检查药物，三查七对，药物在保质期内，名称、用法、用量与医嘱核对一致。从无标签一面，倒出药液到量杯中，注意液面凹处与刻度一致，再倒到小勺中。

2. 动作：抱起婴幼儿，注意保护头颈部，使婴幼儿呈半坐位，给其围上围兜。语言：来宝宝，我们戴上小围兜来喝点儿药吧？

3. 动作：将小勺从一侧嘴角放入，注意小勺压住婴幼儿舌体前 1/3 处，歪倒勺子慢慢倒入液体，听到吞咽声后再取出勺子。如果宝宝恶心，暂停喂药，好转后再喂；如呕吐，将头偏向一侧，防止误吸。语言：宝宝张开嘴巴，喝药了。

4. 动作：给婴幼儿喂温水，并用方巾擦嘴。语言：宝宝喝点儿水，冲冲嘴，阿姨给你把小嘴巴擦干净。

5. 动作：将毛巾垫于育婴员肩部，让宝宝把下巴垫在肩上，手掌空心，从下往上，轻拍，拍三下。拍嗝后，撤围兜、毛巾，让婴幼儿右侧卧位躺下休息。语言：药喝完了，我们来拍个嗝儿吧！打嗝了，宝宝真棒！我们躺下休息吧。

6. 再次查对，观察婴幼儿用药后的反应。

7. 卧位喂药时，将婴幼儿垫高呈半坐卧位，喂药方法同抱起喂药一致，无须拍嗝，喂药后观察宝宝用药后的反应。

（二）眼耳鼻滴药法

1. 准备好用物，检查药物，三查七对，药物在保质期内，名称、用法、用量与医嘱核对一致。

2. 滴眼药：婴幼儿取仰卧位。打开眼药瓶盖，一只手食指将婴幼儿的下眼睑往下拉开，另一只手将眼药滴入婴幼儿眼球与眼睑之间，迅速用棉签压住眼内眦 20 秒，然后轻轻擦去周围分泌物。

3. 滴鼻药：婴幼儿取仰卧位，头略后仰。打开鼻药瓶盖，用一根手指顶住鼻尖，使鼻孔增大，另一手将鼻药轻轻滴入两侧鼻孔鼻翼内侧的黏膜上，然后轻轻按摩两侧鼻翼片刻，使药液充分在黏膜上均匀吸收。

4. 滴耳药：婴幼儿取仰卧位，头偏向一侧。打开耳药瓶盖，一手将耳郭往后下方牵拉，使耳道平直，另一手将耳药沿外耳道管壁滴入，然后轻轻按压乳突片刻，使药液充分在耳道管壁黏膜上均匀吸收。

5. 滴药过程中注意观察婴幼儿的精神、面色等变化。

【护理措施】

1. 严格按医嘱给药，做到三查七对。三查是用药前查、用药中查、用药后查。七对是对姓名、对药名、对剂量、对浓度、对剂量、对用法、对有效期。

2. 药物不能加入食物中喂服。

3. 注意观察用药中和用药后的反应。

婴幼儿给药法（25 分）

项目		考核要点	分值
操作准备 （2分）		①环境：温度、湿度合适，安静舒适	1
		②物品：药品、水杯、小勺、小毛巾、棉签等	1
操作过程 （15分）	口服给药 （7分）	①按医嘱摆出（三查）所需药品	1
		②核对药品（七对）	2
		③喂药	1
		④抱起婴幼儿喂药	1
		⑤婴幼儿卧位喂药	1
		⑥观察：喂药完毕再次查对，观察用药后的反应	1
	眼耳鼻 滴落法 （8分）	①准备相关用物	1
		②检查核对滴落液（七对）	1
		③滴眼药方法正确：眼药滴入眼球与眼睑之间	2
		④滴鼻药方法正确：头向后仰，一只手顶住鼻尖	2
		⑤滴耳药方法正确：头偏向一侧，将耳郭向后牵拉	2
护理措施（4分）		①严格按医嘱给药，坚持三查七对	1
		②不能与食物混合喂药	1
		③注意观察用药反应	2
综合评价（4分）		①认真执行三查七对制度	1
		②操作过程动作轻柔	1
		③与婴幼儿语言交流	2
现场记录			
否定项		不执行查对制度、眼耳鼻滴药部位错误	

五、婴幼儿发热的护理措施

【操作准备】

1. 环境：室温 24～26℃，相对湿度 50%～60%，无对流风，环境安全。

2. 育婴员已取下手表、戒指、手链，修剪指甲至肉际，搓光滑，已在流动水下用七步洗手法清洗干净双手。

3. 准备用物：大毛巾、小毛巾、盆、温水 37～39℃、油布（隔尿垫）、体温计、冰袋、干净的衣服。

4. 宝宝运动、沐浴、喂哺后应间隔半小时后测量体温。

【操作过程】

（一）温水拭浴

1. 动作：将油布铺在床上，再铺上床单，让婴幼儿横躺在床单上，擦拭哪里就脱掉该部位的衣服。将用温水浸湿的小毛巾拧至不滴水。语言：宝宝发烧了，阿姨现在用温水给你擦擦身体，降降体温好吗？

2. 动作：从颈部开始沿上臂、前臂擦至手背；从侧胸部经腋窝擦至手腕。然后用干毛巾擦干后覆盖，对侧同样操作。对侧操作完成后，穿干净上衣。语言：宝宝，我们现在擦擦脸，先擦前额部、面部；宝宝真棒，再擦擦胳膊吧。

3. 动作：从髋部经大腿外侧擦至足背，再从大腿内侧擦到足踝，最后从大腿后侧经腘窝擦到足跟。然后用干毛巾擦干后覆盖，对侧同样操作，穿干净裤子。语言：宝宝，现在是不是舒服多了，现在擦擦腿吧。

4. 动作：间隔 15 分钟再测一次体温，观察降温效果。语言：好了宝宝，我们擦完了，现在是不是好多啦？宝宝先去休息一下，阿姨整理一下东西。

（二）使用冰袋

1. 使用现成冰袋。先仔细阅读说明，了解使用方法，然后按说明要求应用。

2. 制作冰袋：检查水袋确定无漏水、老化。取出冰块，在小碗内用小榔头敲碎冰块。用小勺将碎冰放入水袋中 2/3 满，驱尽空气，盖紧盖子。

3. 干毛巾包裹冰袋，分别置于婴幼儿头枕部，颈部两侧，两侧腋下、腹股沟处。

4. 冰块融化时应及时更换。冰袋使用时间为 10～30 分钟或遵医嘱使用。

【护理措施】

1. 婴幼儿发热后处理：①保持室内空气新鲜、流通，经常开窗换气、降温前松开婴幼儿包被、解开衣裤。②多喝水、多休息。③进食清淡易消化食物，按医嘱服药。④经常观察体温、脉搏、呼吸。⑤体温 38.5℃ 以上可进行物理降温。

2. 擦至腘窝、腋窝、腹股沟等大血管处时，要多停留一会儿，加强散热效果。

3. 心前区、腹部、足心、阴囊、耳郭不能擦。

4. 温水拭浴时，水温低于发热时的体温 1℃，操作时间不能超过 20 分钟，时间长了容易着凉。

5. 每隔 10 分钟测一次体温，观察降温效果。

婴幼儿发热的护理措施（25 分）

项目		考核要求	分值
操作准备（4 分）		①环境：室温适宜（25℃左右），安全，空气流通，新鲜	2
		②物品：毛巾、小盆、37～39℃温水、油布（隔水布）、体温计、冰袋（自制或购买）、冰块	2
操作过程（13 分）	温水拭浴（8 分）	①将油布（隔水布）铺在床上，再铺床单	1
		②让婴幼儿平躺在床单上，脱下衣服；将浸透温水的小毛巾拧至不滴水	1
		③先擦前额头部	1
		④从颈部开始沿上臂、前臂擦至手背；从侧胸部经腋窝擦至手腕	1
		⑤从髋骨经大腿外侧擦至足背、内侧擦至足踝、后侧经腘窝擦至足跟	1
		⑥经腋窝、腘窝、腹股沟等大血管处时，多做停留	1
		⑦用毛巾擦干身体，每隔 15 分钟左右测一次体温，观察降温效果	1
		⑧水温低于发热时的体温 1℃	1
	使用冰袋（5 分）	①现成冰袋：仔细阅读说明书，了解使用方法	1
		②自制冰袋：初步处理装入水袋	1
		③干毛巾包裹冰袋，分别置于婴幼儿头枕部、颈部两侧、腋下、腹股沟	1
		④冰块融化时要及时更换	1
		⑤使用时间为 10～30 分钟或遵医嘱使用	1
护理措施（4 分）		①降温前，把婴幼儿包被松开，解开衣裤	1
		②多喝水，多休息，清淡饮食，按医嘱服药	2
		③发烧 38.5℃以上对其进行物理降温	1
综合评价（4 分）		①禁用部位：耳郭、心前区、腹部、阴囊、足心	2
		②操作要敏捷，要拭浴	2
现场记录			
否定项		婴幼儿意外受伤	

六、儿童心肺复苏院前急救

【操作准备】

1. 发现患儿异常，及时迅速拨打 120，并呼叫他人寻求帮助。
2. 将患儿仰卧于地面或硬板床，呈去枕仰卧位。

【操作步骤】

1. 轻拍患儿两肩同时大声呼叫患儿，小婴儿可弹足底同时大声呼叫患儿。
2. 耳朵贴近口鼻部听呼吸音，同时眼睛注视胸廓看有无起伏，右手在喉结外旁开两指处触摸颈动脉，计时 5～10 秒。

3. 心跳呼吸停止，实施心肺复苏。解开上衣及腰带，露出胸廓。右手中指连接两乳头连线找到中点，双手掌根重叠于此处，肘部伸直，借助肩部的力量有节奏垂直向下按压 30 次。

4. 观察并清除呼吸道内分泌物，采用仰头举颏法打开气道，深吸一口气，双唇包严患儿口周，捏紧鼻翼，缓慢吹气约 1 秒钟，同时眼睛注意胸廓起伏，连吹 2 次。

5. 连续做 5 个循环，再次判断患儿情况，脉搏呼吸恢复，意识恢复，停止操作。送医。

【科学指导】

1. 医学上把发生伤病后的头 4 分钟，称为"黄金 4 分钟"。在 4 分钟内若能及时进行心肺复苏，一般都可救活，若超过 8 分钟，救护的成功率只有 5%，超过 16 分钟基本不能救活。评估时间控制在 5～10 秒。

2. 胸外按压时双手掌根应重叠或单手掌跟（小婴儿可用一只手的两个手指）按压于胸骨下 1/2 处，垂直向下按压 30 次；下压深度为胸廓前后径的 1/3（大约 5 厘米）；按压频率为 100～120 次/分钟。口对口人工呼吸两次，吹气频率为 12～20 次/分钟。胸外心脏按压和人工呼吸需持续进行，不能中断 5 秒以上。

3. 心肺复苏时要密切观察患儿呼吸、心跳是否恢复，并积极与"120"救护接洽。

4. 心肺复苏的有效指征：脉搏、呼吸、意识恢复。

儿童心肺复苏院前急救（25 分）

项目		考核要求	分值
操作准备（3 分）		①正确拨打"120"求救并寻求他人帮助	1
		②将患儿仰卧于坚硬的平面上，呈心肺复苏体位	2
操作过程（14 分）	判断（4 分）	①判断意识：轻拍重唤，小婴儿可弹足底	2
		②判断呼吸和脉搏：耳朵贴近口鼻部听呼吸音，看胸部有无起伏，判断呼吸，触摸颈动脉判断心跳，时间 5～10 秒	2
	胸外按压（6 分）	①按压部位：胸骨下 1/2 处，即两乳头连线的中点	2
		②按压手法：双手掌根重叠或单手掌根（小婴儿可用一只手的两个手指）有节奏垂直向下按压 30 次；下压深度为胸廓前后径的 1/3（大约 5 厘米）；按压频率至少 100 次/分钟，不大于 120 次/分钟	2
		③按压与吹气比为 30：2	2
	人工呼吸（4 分）	①用仰头举颏法打开气道，使下颌角与耳垂连线与地面呈 60°（一岁以内 30°）	2
		②口对口人工呼吸两次（小婴儿可口对口鼻），双唇包严患儿口中，捏紧鼻翼，缓慢吹气约 1 秒钟，以胸廓隆起为宜，吹气频率为 12～20 次/分钟	2

续表

项目	考核要求	分值
科学指导（5分）	①熟知"黄金4分钟"原则，评估时间5~10秒	1
	②胸外心脏按压和人工呼吸需持续进行，不能中断5秒以上	1
	③心肺复苏同时要密切观察患儿呼吸、心跳是否恢复，并积极与"120"救护接洽	1
	④熟知心肺复苏的有效指征：脉搏、呼吸恢复，呼之能应	2
综合评价（3分）	①有抢救意识，操作步骤正确	1
	②心脏按压部位准确，手法平稳，人工呼吸有规律，吹气不过猛、不漏气	1
	③熟知正常儿童的心跳和呼吸次数	1
现场记录		
否定项	婴儿意外受伤	

实施教育

【不同月龄游戏教学】

（一）3个月一对一教学游戏

游戏名称：我是小能手。

适合年龄：3~4个月。

游戏教具：带声响的抓握玩具（如：球）。

游戏目的：

1. 粗大动作：逗引翻身。

2. 精细动作：抓握。

3. 语言：听音"qiu"。

操作方法：

1. 将宝宝仰卧在床面，拿出带有声响的球放在中心线且距离眼睛上方30厘米的地方。

2. 有节奏地摇动球，"1、2、3"，使宝宝的眼睛能够盯住球。

3. 将球慢慢向前移动，再次摇动球发出声音，并靠近宝宝的右手，使其张开手指。主动抓握球。

4. 当宝宝伸手抓球的时候，老师将球往宝宝的嘴边移动，不离宝宝的视线，直到身体成侧卧位。

5. 把球放在婴儿眼睛上方30°角左右的床面上，引导宝宝继续拿，这时老师用手、前臂在宝宝后背轻轻助推翻身并帮助婴儿够到球。

6. 婴儿拿到球时，在手里抓握、摆弄，老师并不停发出"球"的字音。

（二）6个月一对一教学游戏

游戏名称：练习翻滚。

适宜年龄：6个月。

目标：粗大动作，精细动作（抓握），语言，认知，学习翻滚，促进身体的协调性。

教具：皮球等。

准备：宝宝喂哺后1小时，精神状态好。

操作方法：

1. 让孩子坐在凉席上或地毯上，也可以坐在大床上玩。将惯性小车从孩子的左侧开到右侧。孩子很想向右转身去够，但够不着。于是再使劲翻成俯卧，然后转向右侧，终于将小车拿到手中。在孩子练习俯卧撑胸时用可固定的玩具，如不倒翁、八音盒等。在孩子学习翻滚时要用小车、皮球等能滚动的玩具，促使孩子翻滚及连续翻滚。

2. 孩子要克服身体的重力才能滚动，需要肌肉、关节、韧带、皮肤感觉等全面参与，这些都会成为信号传入大脑记忆库中。多种动作的协同，再加上视力评估的距离感觉和用手够取的感觉，通过练习就能协同自如练出技巧。孩子通过运动时的感觉渐渐将自己的身体与外界事物区分开。所以越是全身的大运动就越能锻炼孩子的感觉统合能力，促进大脑和前庭系统的发育。

（三）8个月一对一教学计划

游戏名称：我是小能手。

适合年龄：8～12个月。

游戏教具：可乐瓶、带声响玩具（如：球）。

游戏目的：粗大动作（爬行），精细动作（抓握），语言。

滚动练习可以增加孩子的手—眼协调性，提高肌肉的耐受力，对于手指部精细动作也有一定的促进作用。

操作方法：

1. 将一个大的圆柱形的可乐瓶放在地上，然后大人站在一段距离之外，手里拿着一个孩子喜爱的玩具或者发出声音吸引孩子的注意。

2. 让他用两只手推动可乐瓶向前滚动。待他熟练后，再让他用一只手推动可乐瓶，并把它滚到指定地点。

3. 在滚动的过程中，爸爸或者妈妈可以在旁边制造一点小小的障碍，比如拿着孩子喜欢吃的东西或者其他玩具逗引他，看其是否能够排除干扰达到终点站，这对于训练孩子的注意力也大有裨益。

4. 选择宝宝情绪愉快时进行。每日次数不限，每次3～5分钟。

（四）12 个月一对一教学游戏

游戏名称：一起吃香蕉。

适宜年龄：12~18 个月。

目标：精细动作，语言，认知。

准备：香蕉数个，果盘 1 个，手绢（小方巾）1 条。

操作方法：

1. 育婴员洗手后，将婴儿安置于桌边的椅子上，给宝宝洗手。

2. 育婴员指着盘中的香蕉说："现在我们一起吃香蕉，香蕉是黄色的，甜的，可好吃了，但是香蕉剥掉外面的皮才能吃，像我这样把皮剥开，来，试一试！"

3. 给宝宝示范剥香蕉。

4. 看着宝宝剥，并不断鼓励。

5. 香蕉剥好了，宝宝请爸爸妈妈、阿姨一起吃。

6. 游戏中鼓励宝宝反复摸、闻香蕉。

（五）18 个月一对一教学游戏

游戏名称：一起吃橘子。

适宜年龄：12~18 个月。

目标：精细动作，语言，认知。

准备：橘子 1 个，果盘 1 个，手绢（小方巾）1 条。

操作方法：

1. 育婴员洗手后，将婴幼儿安置于桌边的椅子上，给宝宝洗手。

2. 育婴员指着盘中的橘子说："现在我们一起吃橘子，橘子是黄色的，甜的，可好吃了，但是橘子剥掉外面的皮才能吃，像我这样把橘子皮剥开，来，试一试！"

3. 给宝宝示范剥桔皮，剥橘瓣上的纹络，

4. 看着宝宝剥，并不断鼓励。

5. 橘子剥好了，宝宝请爸爸妈妈、阿姨一起吃。

6. 游戏中鼓励宝宝反复摸、闻橘子。

（六）24 个月一对一教学游戏

游戏名称：小鸭子。

适宜年龄：2~3 岁。

活动目标：

1. 粗大动作，精细动作，语言，认知。

2. 模仿小鸭子的动作，学说儿歌。

3. 观察认识小鸭子，了解各种动物的显著特征。

操作准备：

1. 环境与用物准备

（1）环境准备：宽敞的场地（便于婴幼儿模仿各种动物的动作）。

（2）教具准备：小鸭头饰或图片。

2. 个人准备

（1）育婴员可将动物的头饰戴在头上，吸引婴幼儿注意力。

（2）在游戏前为婴幼儿脱去较厚重的衣服，以便婴幼儿模仿小鸭子的动作。

操作方法：

1. 出示小鸭子图片，让婴幼儿边看边给他们介绍各种小鸭子的显著特征，如小鸭子的扁嘴巴等。

2. 根据儿歌的顺序，育婴员表演各种小动物走路的样子，让婴幼儿学一学。

3. 学习儿歌：小鸭子，一身黄，嘴巴扁扁红脚掌，嘎嘎嘎嘎高声唱，一摇一摇下池塘。

注意事项：

1. 育婴员在为婴幼儿教儿歌时，重点复习每句话后面的 3 个字。

2. 准备的图片颜色要鲜艳，这样既能吸引婴幼儿，又能培养婴幼儿对颜色的兴趣。

3. 当婴幼儿说不出、说不清小鸭子走路的特征时，育婴员可用身体动作加以提示。

（七）36 个月一对一教学游戏

游戏名称：认识小兔子。

适宜年龄：1.5 ~ 3 岁。

游戏目标：粗大动作，精细动作，认知，语言。

游戏准备：小兔图片（要大一些）。

操作方法：

1. 出示图片，把兔子的眼睛、耳朵、嘴巴、尾巴分别用纸盖住，让婴幼儿观察，引起婴幼儿的注意。

2. "来，把盖住的纸撕掉，看看它是什么？"育婴员边说边撕掉其中一张纸。例如，撕掉盖住耳朵的纸，露出耳朵，问："宝宝，这个长长的是什么？"

3. 以此类推，撕去盖在兔子身上所有的纸。"原来是只小兔！"育婴员说出动物的名字，并强调指出小兔的眼睛红红的，小兔的尾巴短短的，小兔是个三瓣嘴。

4. 让婴幼儿正确指认小兔的五官，学会发音：长长的、红红的、短短的。

5. 叫宝宝学儿歌：小白兔白又白，两只耳朵竖起来，爱吃萝卜爱吃菜，蹦蹦跳跳真可爱。

6. 宝宝跟着育婴员一起模仿小白兔的动作——跳起来，要有节奏感。

7. 可以在室内，也可以在室外活动，在室外活动时要根据气温不同增减衣服。

第3、6、8、12、18、24、36个月月龄游戏教学现场示范（35分）

项目		考核要求	分值
操作准备 （14分）	游戏名称 （4分）	①设定游戏适合的年龄	2
		②根据训练领域（至少三个领域）设定游戏名称	2
	教具准备 （4分）	①教具与游戏内容相匹配	2
		②教具使用符合所选年龄	2
	设计教学 目标 （6分）	①训练领域明确（至少三个领域）	2
		②明确所选年龄三个领域的发展能力	2
		③设置的游戏教学目标明确	2
操作过程（15分）		①正确使用教具	3
		②游戏操作符合实际环境	3
		③游戏内容符合年龄发展特点	3
		④游戏具有趣味性	3
		⑤游戏操作体现游戏目标	3
科学指导（4分）		①说出本游戏操作过程中注意事项	2
		②游戏中，观察婴幼儿的情绪变化	2
综合评价（2分）		①语言简洁，流畅，讲普通话	1
		②教学目的明确	1
现场记录			
否定项		游戏动作远远超出婴幼儿实际年龄发展能力，婴幼儿发生意外伤害	

第三部分　模拟练习试卷

模拟练习试卷（一）

一、单选题

1. 下述说法不正确的是（　　）
   A. 婴儿时期是孩子适应外界环境的时期
   B. 乳儿期是需要成人生活照料较多的时期
   C. 婴幼儿期是学会走路、说话，开始独立活动的时期
   D. 儿童的每个年龄段都有相对稳定和独立的特点

2. 7~12 月的婴幼儿体重的计算方法是（　　）
   A. 体重（千克）=6+月龄×0.25
   B. 体重（千克）=6+月龄×0.5
   C. 体重（千克）=出生体重+月龄×0.7
   D. 体重（千克）=6+月龄×0.7

3. 3 岁以下的婴幼儿测量身长的方法是（　　）
   A. 采用立式身长测量仪测量身高
   B. 采用卧式身长测量仪测量身高
   C. 采用软尺测量身高
   D. 采用硬尺测量身高

4. 测量婴幼儿头围的操作顺序是（　　）
   A. 准备用物—测量—读数—整理用物—洗手—记录
   B. 安抚婴幼儿—测量—读数—整理用物—洗手—记录
   C. 安抚婴幼儿—测量—读数—整理用物—洗手
   D. 安抚婴幼儿—测量—读数—整理用物

5. 以下正确的是（　　）
   A. 头围是指眉弓上缘经枕后结节绕头一周的长度
   B. 头围是用软尺绕头一周的长度
   C. 婴幼儿头围大小反映智力的发育程度
   D. 以上都对

6. 体温上升期的表现正确的描述是（　　）

    A. 畏寒、皮肤潮红、无汗、皮肤温度上升、有的可出现寒战

    B. 畏寒、皮肤苍白、无汗、皮肤温度下降、一般不出现寒战

    C. 畏寒、皮肤苍白、出汗、皮肤温度下降、有的可出现寒战

    D. 畏寒、皮肤苍白、无汗、皮肤温度下降、有的可出现寒战

7. 当婴幼儿不停哭闹时应保持镇静，同时（　　　）

    A. 认真查看婴幼儿全身，发现问题及时处理

    B. 把孩子交给父母安抚

    C. 教育婴幼儿不要哭闹，要守秩序

    D. 以上都对

8. 关于腹痛的护理不正确的是（　　　）

    A. 因感冒或便秘引起的轻度腹痛，可进行腹部按摩

    B. 因感冒或便秘引起的腹痛，要流质半流质饮食

    C. 当婴幼儿腹痛剧烈或伴有腹泻、呕吐、发烧等症状时应立即送医

    D. 婴幼儿腹部胀痛、绞痛、疼痛轻重程度与病情并不一致

9. 下列哪项不是导致婴幼儿呕吐的原因（　　　）

    A. 喂养不当　　　　　　　　B. 消化不良、消化道疾病

    C. 脑部疾病　　　　　　　　D. 天气寒冷

10. 关于便秘的判断是（　　　）

    A. 大便次数、大便质地的软硬

    B. 大便次数、大便质地的软硬、排便用力程度

    C. 大便次数、排便用力程度、疼痛与否

    D. 大便次数、大便质地的软硬、排便用力程度、疼痛与否

11. 婴幼儿皮肤护理要点不包括（　　　）

    A. 婴幼儿皮肤细嫩保护功能差，细菌容易侵入

    B. 婴幼儿皮肤新陈代谢快需要经常清洗

    C. 新生儿体温调节能力差，易发生"脱水热"

    D. 婴幼儿皮肤角质层厚，渗透作用强，易发生中毒

12. 关于婴幼儿抚触不正确的是（　　　）

    A. 婴幼儿有发热时，在未明确原因之前不能进行抚触

    B. 每次给婴幼儿做抚触必须从头开始

    C. 抚触能增加婴幼儿睡眠，减少哭闹

    D. 抚触有利于婴幼儿的健康生长发育

13. 关于狂犬病以下正确的是（　　　）

    A. 狂犬病是由狂犬病毒引起的急性传染病

    B. 狂犬病是由感冒病毒引起的急性传染病

    C. 狂犬病是由狂犬病毒引起的皮肤传染病

    D. 狂犬病是由狂犬病毒引起的一般传染病

14. 如何预防营养性疾病，错误的是（　　　）
    A. 科学喂养　　　　　　　　　　　B. 定期到医院查体
    C. 食物多样化　　　　　　　　　　D. 合理安排生活起居

15. 当婴幼儿发生休克时正确的体位是（　　　）
    A. 将婴幼儿平卧，头偏向一侧
    B. 将婴幼儿平卧，取头高脚低位，头偏向一侧
    C. 将婴幼儿平卧，取头低脚高位，头偏向一侧
    D. 将婴幼儿侧卧，取头低脚高位，头偏向一侧

16. 徒手心肺复苏的操作顺序是（　　　）
    A. 呼叫患儿正确判断—口对口人工呼吸 2 次—心脏按压 30 次—再人工呼吸 2
       次。依次循环进行直至专业人员到达
    B. 呼叫患儿正确判断—心脏按压 30 次—口对口人工呼吸 2 次—再心脏按压 30
       次。依次循环进行，直至专业人员到达
    C. 呼叫患儿正确判断—心脏按压 5 次—口对口人工呼吸 1 次—再心脏按压 5
       次。依次循环进行直至专业人员到达
    D. 以上都对

17. 居家药品安全应做到（　　　）
    A. 家里的药品应放在婴幼儿无法打开的瓶子里，锁在柜子里
    B. 保持好药和化学品容器上的原有标签
    C. 尽可能把药品放在远离婴幼儿食物的地方
    D. 以上都对

18. 鲜榨混合蔬果汁适合的年龄是（　　　）
    A. 6 个月以上　　　　B. 8 个月以上　　　　C. 10 个月以上　　　　D. 12 个月以上

19. 纯母乳喂养的婴儿添加辅食的开始时间是满（　　　）
    A. 4 个月　　　　　　B. 5 个月　　　　　　C. 6 个月　　　　　　D. 7 个月

20. 下列有关母乳特点的描述中<u>不正确</u>的是（　　　）
    A. 母乳是婴儿最好的食物
    B. 母乳营养成分充足，不需要额外补充营养素
    C. 母乳中含有免疫成分，增加婴儿抵抗力
    D. 母乳中含有调节因子

21. 新生儿每日喂哺次数是（　　　）
    A. 4 ~ 6 次以上　　　B. 6 ~ 8 次以上　　　C. 8 ~ 10 次以上　　　D. 10 ~ 12 次以上

22. 训练婴儿学习吞咽、咀嚼的关键期是（　　　）
    A. 3 个月　　　　　　B. 4 个月　　　　　　C. 5 个月　　　　　　D. 6 个月

23. 关于人工喂养的说法中正确的是（　　　）
    A. 妈妈感冒时应选择人工喂养　　　B. 吃奶粉的宝宝长得更大，更健康
    C. 羊奶粉比牛奶粉更好　　　　　　D. 每次保证喂哺 10 ~ 15 分钟

24. 合理作息应从多大年龄开始？（　　）

    A. 一个月　　　　　　　B. 两个月　　　　　　　C. 半年　　　　　　　D. 出生

25. 7～12个月婴儿母乳喂养每天哺乳次数为（　　）

    A. 1～2次　　　　　　B. 2～3次　　　　　　C. 3～4次　　　　　　D. 4～5次

26. 1～2岁时粗大动作发展的特点是（　　）

    A. 移动运动为主　　　　　　　　　　B. 移动活动向基本运动机能过渡

    C. 发展基本运动技能为主　　　　　　D. 由被动运动向主动运动发展

27. 婴幼儿被动操中，锻炼膝关节的是（　　）

    A. 屈肘运动　　　　　　B. 屈膝运动　　　　　　C. 下肢运动　　　　　　D. 提腿运动

28. 育婴员与婴幼儿做模仿操时动作不宜过多，应该根据（　　）

    A. 月龄特点和个性特点　　　　　　　B. 心理特点和生理特点

    C. 情绪特点和性格特点　　　　　　　D. 动作特点和情绪特点

29. 模仿操"小鸟飞"，教学目的是（　　）

    A. 训练粗大动作　　　B. 训练精细动作　　　C. 训练语言　　　D. 训练认知

30. 人们通常所说的"读书"，对于婴幼儿来说就是读（　　）

    A. 儿歌　　　　　　　B. 童谣　　　　　　　C. 故事书　　　　　　D. 图画书

31. 几岁婴幼儿已基本能掌握事物的主要特征，抽象的画面能增强他的想象力（　　）

    A. 1～2岁　　　　　　B. 2岁　　　　　　　C. 2～3岁　　　　　　D. 3岁

32. 体现听说游戏活动生活性的特征是（　　）

    A. 将语言学习融入生动活泼的游戏中

    B. 在照料婴幼儿的喝奶、穿衣、大小便、洗澡一系列活动中，进行听和说游戏活动

    C. 从活动入手来安排内容，逐步扩大游戏的成分

    D. 发展婴幼儿听音、辨音、模仿成人发音

33. 1～2岁婴幼儿节律游戏活动的形式与要求是（　　）

    A. 对熟悉的音乐有愉快的情绪反应，跟着音乐节律随意摆动身体

    B. 感受音乐节奏带来的快乐，跟着音乐有节律地做肢体动作、模仿动作、跟唱简单的歌曲

    C. 跟着音乐唱唱跳跳，用声音、动作等多种方式表达自己的感受

    D. 可以利用日常生活环境给予不断的刺激和影响

34. 以下属于人的基本情绪的是（　　）

    A. 愉快、兴奋、惊奇、厌恶、痛苦、愤怒、积极

    B. 愉快、兴奋、惊奇、厌恶、痛苦、愤怒、消极

    C. 愉快、兴奋、惊奇、厌恶、痛苦、愤怒、惧怕

    D. 愉快、兴奋、惊奇、厌恶、痛苦、愤怒、惧怕、悲伤

35. 10个月的悠悠遇到任何不适都会哭闹，需要大人安抚才能缓和，这反映了婴幼

儿什么特点（　　）

 A. 情绪反应快而缺乏控制力　　　　B. 情绪反应慢而具有控制力

 C. 情绪反应慢而缺乏控制力　　　　D. 以上都不对

36. 以下不是母婴依恋的表现（　　）

 A. 婴幼儿将微笑、注视、依偎、追踪、拥抱等都指向母亲，喜欢和母亲在一起

 B. 与母亲接近，婴幼儿会感到最大的舒适和愉快

 C. 婴幼儿与母亲分离会感到最大的痛苦

 D. 婴幼儿在吃奶或进食时喜欢与母亲在一起

37. 生活照顾中渗透情感交流的方法不妥的是（　　）

 A. 严肃的目光凝视

 B. 以表情和动作与婴幼儿交流

 C. "玩"是与婴幼儿交流的最好形式

 D. 坚持母乳喂养、坚持面对面的和婴幼儿交流

38. 掌握辨析应对婴幼儿哭声的方法是（　　）

 A. 数据统计法　　　B. 对比法　　　C. 自然观察法　　　D. 以上都对

39. 人类的思维从发生到发展再到成熟需要经历（　　）

 A. 10～12 年　　　B. 12～16 年　　　C. 16～20 年　　　D. 18～20 年

40. 婴幼儿开始具备上下、前后方位意识的年龄是（　　）

 A. 0～6 个月　　　B. 6～12 个月　　　C. 1～1.5 岁　　　D. 1.5～2 岁

41. 皮亚杰把 0～2 岁婴幼儿的感知运动阶段细分，其中 0～1 个月的是（　　）

 A. 反射练习阶段　　　　　　　　B. 动作习惯和知觉的形成阶段

 C. 有目的的动作形成阶段　　　　D. 手段和目的之间的协调阶段

42. 婴幼儿认知游戏的内容应（　　）

 A. 适合任何年龄段的婴幼儿认知的特点

 B. 符合不同年龄段的婴幼儿认知的特点

 C. 符合育婴员的教学需要

 D. 以上都对

43. 0～3 岁婴幼儿的艺术表现游戏主要包括（　　）

 A. 涂涂画画和童谣唱游　　　　　B. 涂鸦和揉揉捏捏

 C. 涂鸦和童谣唱游　　　　　　　D. 以上都是

44. 新生儿首先能辨认的颜色是（　　）

 A. 黄色　　　　B. 绿色　　　　C. 红色　　　　D. 蓝色

45. 婴幼儿神经发育的关键期在（　　）

 A. 出生至 3 个月　　　　　　　B. 出生至 6 个月

 C. 出生至 8 个月　　　　　　　D. 出生至 12 个月

46. 《劳动合同法》不包括（　　）

 A. 固定期限劳动合同　　　　　B. 无固定期限劳动合同

C. 完成一定工作任务为期限劳动合同 　D. 书面劳动合同

47. 不是《未成年人保护法》规定（ 　　 ）

　　A. 禁止溺婴和其他残害婴儿的行为 　　B. 禁止拐骗、绑架、虐待未成年人

　　C. 积极防治儿童常见病、多发病 　　D. 托幼机构应当做好预防接种工作

48. 热爱儿童必须要有（ 　　 ）

　　A. 爱心、耐心、诚心和责任心 　　B. 爱心、耐心

　　C. 爱心、耐心、诚心 　　D. 爱心、耐心、诚心和进取心

49. 关于蛋白质的描述错误的是（ 　　 ）

　　A. 是人体的"建筑材料"

　　B. 构成了酶、激素、抗体等生理活性物质

　　C. 维持机体内环境稳定

　　D. 提供必需脂肪酸

50. 营养性缺铁性贫血多见于（ 　　 ）

　　A. 新生儿 　　　B. 1～6个月 　　　C. 6个月～2岁 　　　D. 3岁以内

二、判断题

1. 婴儿出生后第一年的前半年是生长发育最快的时期。 （ 　　 ）

2. 新生儿出生数日内出现生理性体重下降，一般在10%左右。 （ 　　 ）

3. 正常情况下，婴儿出生时的胸围比头围大1～2厘米。 （ 　　 ）

4. 给婴儿更换尿布时，尿布可以覆盖在脐部，既可以保暖又可以保护脐部。 （ 　　 ）

5. 早产儿的生理性黄疸出现得较早，较高，持续也较久。 （ 　　 ）

6. 新生儿唾液腺发育完善，5～6个月会出现生理性流涎。 （ 　　 ）

7. 户外运动一年四季均可进行，时间可逐渐延长到每次1～2小时。 （ 　　 ）

8. 细菌引起的尿布皮炎的表现有皮肤红、有破损、有细小的溃疡。 （ 　　 ）

9. 2岁的亮亮突发呕吐，育婴员将亮亮抱起嘱其身体后仰，说这样不会将呕吐物误吸。 （ 　　 ）

10. 装有药品的瓶子可以发出响声，是婴幼儿不错的玩具。 （ 　　 ）

11. 当婴幼儿突发呼吸、心搏骤停时，首先要做的是联系家长。 （ 　　 ）

12. 芳芳15个月，每次进食，育婴员都很仔细地进行喂哺。 （ 　　 ）

13. 20个月的小明喜欢运动，消耗较大，因此育婴员每天喂主餐5次。 （ 　　 ）

14. 三岁的小明为配合幼儿园作息，育婴员每天让其午睡2小时。 （ 　　 ）

15. 婴幼儿进食泥状食物，可把奶嘴剪大喂食。 （ 　　 ）

16. 5个月婴儿可以开始添加米粉、蛋黄等辅食。 （ 　　 ）

17. 婴幼儿在多大时能够自己吃饭，取决于婴幼儿手部的发育程度。 （ 　　 ）

18. 在户外做操时，育婴员不要让婴幼儿离开自己的视线，可以让宝宝独自活动。 （ 　　 ）

19. 符合年龄特点的动作创编与内容选择才会真正地被婴幼儿认可、吸收。（ 　　 ）

20. 节律游戏不能提高婴幼儿的语言理解和表达能力，但可以陶冶和愉悦情绪。

（　　）

21. 每天都会遇到生活的细节，都可以边做边解释，反复聆听也将加深婴幼儿对事件与物品的印象。（　　）

22. 婴幼儿"反抗期"是塑造婴幼儿健康人格的敏感期或关键期。（　　）

23. 婴幼儿 3 岁以后能够分辨"好人"与"坏人"。（　　）

24. 认真地听婴幼儿说话，可以激发婴幼儿说话的积极性。（　　）

25. 可以教给 3 岁以内的婴幼儿简笔画。（　　）

26. 婴幼儿出错也是感知的过程，要给予鼓励和操作提示。（　　）

27. 婴幼儿很多时候会把从成人那里听到的时间词汇泛化。（　　）

28. 假装游戏越复杂，婴幼儿的想象力越缺乏。（　　）

29. 当婴幼儿能运用一系列协调的动作实现某个目的（如拉枕头取玩具）时，就意味着因果性认识已经产生了。（　　）

30. 玩伴关系可以由亲子关系代替。（　　）

31. 婴儿大脑皮层发育不完善，抑制过程占优势，故易疲劳。（　　）

32. 腮腺分泌唾液，是内分泌腺。（　　）

33. 新生儿肝脏富有血管，结缔组织少，肝细胞再生能力强。（　　）

34. 联合国儿童基金会将儿童期定为 0~16 岁。（　　）

三、多选题

1. 婴幼儿生长发育的评价方法有（　　）
   A. 身体指数评价法　　　　　　　　B. 发育离差评价法
   C. 发育年龄评价法　　　　　　　　D. 百分位数评价法

2. 关于婴幼儿头围增长的偏离，下列说法正确的是（　　）
   A. 婴幼儿头围测量以出生后 2 年最有价值
   B. 头围明显过小常提示小头畸形、脑发育不良
   C. 头围增长过快可提示脑积水等疾病
   D. 婴幼儿头围 3 岁时接近成人

3. 给婴幼儿测量体重的方法包括（　　）
   A. 用于测量新生儿体重的婴儿秤最大载重 10 千克，精确读数至 50 克
   B. 用于测量 1~6 岁婴儿体重的磅秤最大载重 50 千克，精确读数至 50 克
   C. 被测体重的婴儿只穿薄的背心和短裤，排空小便
   D. 体重测量以千克为单位记录，至小数点后两位

4. 关于鹅口疮正确的描述是（　　）
   A. 鹅口疮是白色念珠菌感染引起的
   B. 患儿口腔黏膜可见白色斑点，以颊部黏膜多见
   C. 患儿口腔黏膜白色斑点，不易擦去，多有流涎

D. 鹅口疮如果不治疗，病变可蔓延，发生全身感染

5. 婴儿尿布皮炎的预防要点是（　　　）

 A. 平时要勤换尿布，保持臀部皮肤清洁、干燥

 B. 每次便后要清洁臀部，然后涂护臀膏

 C. 切忌用塑料布直接包裹婴幼儿臀部

 D. 尿布不要包裹得过紧

6. 徒手心肺复苏操作的注意事项（　　　）

 A. 呼吸、心搏骤停一经确定，应分秒必争积极抢救

 B. 胸外心脏按压部位要正确，手法要平稳、有规律，不可过猛

 C. 操作过程不能中断 5 秒以上，必须持续坚持

 D. 心跳、呼吸恢复或专业人员到达方可停止操作

7. 训练婴幼儿手抓食物进嘴，正确的做法是（　　　）

 A. 育婴员给婴幼儿一块适于手抓的食物

 B. 育婴员手抓食物，张大嘴巴，放进嘴里，示范给婴幼儿看

 C. 应将食物一块一块地给婴幼儿

 D. 允许婴幼儿多次尝试

8. 人在睡眠时的生理状态是（　　　）

 A. 对外界刺激缺乏感觉和反应 B. 大脑皮层及皮下中枢处于抑制过程

 C. 处于相对静止状态 D. 可以被唤醒

9. 培养婴儿控制大小便习惯的意义是（　　　）

 A. 有利于建立健康的行为和生活方式 B. 有利于提高机体的工作效率

 C. 有利于婴幼儿独立性的发展 D. 有利于婴幼儿社会行为的发展

10. 母乳喂养的好处有（　　　）

 A. 更适合婴儿消化吸收 B. 预防儿童过敏性疾病的发生

 C. 有利于母亲产后恢复 D. 增强母婴情感

11. 给婴儿添加米粉的根据包括（　　　）

 A. 根据婴儿的消化能力 B. 根据婴儿的食欲

 C. 根据婴儿的年龄 D. 根据婴儿的体重

12. 1 岁以内婴儿膳食的调味料可以加的有（　　　）

 A. 适量的油 B. 适量的糖 C. 盐 D. 花椒、大料

13. 婴幼儿听说游戏活动的基本特征（　　　）

 A. 游戏性 B. 可操作性 C. 生活性 D. 活动性

14. 婴幼儿自我意识的发展需要经历的阶段是（　　　）

 A. 认识自己 B. 认识"我的……"

 C. 从别人评价到自己评价 D. 自我表现与克服害羞

15. 婴幼儿艺术表现游戏的作用和特点是（　　　）

 A. 可以培养婴幼儿最初的想象能力 B. 可以愉悦身心

C. 需要成人的鼓励　　　　　　　D. 不需要动作的规范

16. 3 岁前，婴幼儿数概念的发展一般分为以下阶段（　　　）

A. 以自我为中心的、原始的多少概念

B. 以语音为中心的唱数及以图形为中心的认数

C. 以单向思维为中心的、理解具体的"1"

D. 以双向思维为中心的、理解具体的"1"

模拟练习试卷（二）

一、单选题

1. 育婴员的工作职责由于等级的不同，被分为（　　　）

A. 生活照料、保健与护理、教育实施、指导与培训

B. 生活照料、保健与护理、教育实施

C. 生活照料、保健与护理、指导与培训

D. 保健与护理、教育实施、指导与培训

2. 对于育婴员职业资格的基本条件描述<u>不正确</u>的是（　　　）

A. 身体健康、体力充沛

B. 具备小学及以上文化程度

C. 具有一定的语言表达能力，能够和婴幼儿和其家长沟通

D. 善于观察、具有动手能力

3. 说法<u>不正确</u>的是（　　　）

A. 婴儿时期是孩子适应外界环境的时期

B. 乳儿期是需要成人生活照料较多的时期

C. 婴幼儿期是学会走路、说话，开始独立活动的时期

D. 儿童的每个年龄段都有相对稳定和独立的特点

4. 婴幼儿生长发育的主要指标是（　　　）

A. 形态指标　　　　　　　　　　B. 生理功能指标

C. 形态指标与生理功能指标　　　D. 以上都对

5. 正常婴儿出生前半年平均每月增加体重（　　　）

A. 100～200 克　　B. 300～400 克　　C. 500～600 克　　D. 700～800 克

6. 2～12 岁婴幼儿身长的计算方法是（　　　）

A. 身长（厘米）＝年龄×5＋70　　B. 身长（厘米）＝年龄×6＋70

C. 身长（厘米）＝年龄×7＋70　　D. 身长（厘米）＝年龄×8＋70

7. 婴幼儿前囟门凹陷可见于（　　　）

A. 脱水或重度营养不良　　　　　B. 发烧

    C. 颅内压增高　　　　　　　　　　　　D. 外伤

8. 以下<u>不正确</u>的是（　　　）

    A. 胸围是双侧乳头往双侧肩胛骨绕胸部一周的长度

    B. 胸围小说明胸内心、肺等器官发育差

    C. 胸围大可能与佝偻病造成的"鸡胸"有关

    D. 以上都不对

9. 给 2 岁的帅帅测量头围，育婴员应立于（　　　）

    A. 帅帅的前方或右方　　　　　　　　B. 帅帅的前方或左方

    C. 帅帅的后方或右方　　　　　　　　D. 帅帅的后方或左方

10. 3 岁以下的婴幼儿测身高的工具是（　　　）

    A. 软皮尺　　　　　　　　　　　　　B. 卧式身长测量仪

    C. 直尺　　　　　　　　　　　　　　D. 立式身长测量仪

11. 测量婴幼儿头围的操作顺序是（　　　）

    A. 准备用物—测量—读数—整理用物—洗手—记录

    B. 安抚婴幼儿—测量—读数—整理用物—洗手—记录

    C. 安抚婴幼儿—测量—读数—整理用物—洗手

    D. 安抚婴幼儿—测量—读数—整理用物

12. 以下正确的操作是（　　　）

    A. 测量体重时婴幼儿可穿单衣裤　　B. 测量体重时婴幼儿可穿棉衣裤

    C. 婴幼儿体重的读数应保留至整数　D. 以上都对

13. 以下<u>不正确</u>的是（　　　）

    A. 儿童在每个阶段的特点各不相同但又互相联系

    B. 儿童的每个年龄段都有相对稳定和独立的特点

    C. 儿童的每个年龄段都能平等或等速发展

    D. 婴幼儿期是学会走路、说话，开始独立活动的时期

14. 婴幼儿急性发热最常见的是（　　　）

    A. 呼吸道感染　　　B. 消化道感染　　　C. 皮肤感染　　　D. 外伤

15. 婴幼儿高热持续期的表现为（　　　）

    A. 颜面潮红、皮肤灼热、口唇干燥

    B. 颜面潮红、口唇干燥、尿量减少

    C. 颜面潮红、皮肤灼热、口唇干燥、尿量减少

    D. 颜面潮红、皮肤灼热、口唇干燥、呼吸和脉搏加快、尿量减少

16. 关于婴幼儿发热，<u>不正确</u>的是（　　　）

    A. 定时测量和记录体温，一般每 4 小时 1 次

    B. 应用退热措施后 1 小时应重复测量体温

    C. 高热或超高热及高热惊厥趋势应每 1~2 小时测量一次体温

    D. 给予退热处置后若大量出汗有虚脱表现应及时送医

17. 关于温水浴和温水擦浴进行物理降温，正确的是（　　）

　　A. 温水可使血管收缩，使水分蒸发增加带走热量，使体温下降

　　B. 温水可使血管扩张，使水分蒸发减少带走热量，使体温下降

　　C. 温水可使血管收缩，使水分蒸发减少带走热量，使体温下降

　　D. 温水可使血管扩张，使水分蒸发增加带走热量，使体温下降

18. 关于婴幼儿腹泻的护理，不正确的是（　　）

　　A. 注意腹部保暖，做好臀部护理

　　B. 婴幼儿用过的便具、尿布、污染过的衣物及时洗涤消毒

　　C. 密切观察婴幼儿排便次数和性状

　　D. 腹泻与婴幼儿的面色及精神状况无关

19. 关于婴幼儿便秘的描述，不正确的是（　　）

　　A. 便秘是指大肠内积存过多或过久的废物

　　B. 便秘是指大便太干或太硬

　　C. 判断便秘主要看两次大便间隔的时间

　　D. 判断便秘还要看排便时用力程度

20. 婴儿尿布皮炎的原因是（　　）

　　A. 粪便潮湿污染引起　　　　　　　　B. 细菌及病毒感染引起

　　C. 粪便潮湿污染，细菌及病毒感染引起　D. 以上都对

21. 0~3 婴幼儿意外伤害常常发生在（　　）

　　A. 幼儿园和附近场所　　　　　　　　B. 商场和附近场所

　　C. 家庭和家庭附近场所　　　　　　　D. 以上都是

22. 3 岁的莹莹在马路上行走，正确的是（　　）

　　A. 嘱咐莹莹注意安全　　　　　　　　B. 教导莹莹过马路要看红绿灯

　　C. 应由成人手牵手行走于人行道上　　D. 以上都对

23. 你带 2 岁半的帅帅到人多的公共场所时，正确是（　　）

　　A. 放手让帅帅自由地玩耍　　　　　　B. 允许帅帅攀爬栏杆

　　C. 不要让帅帅离开你的视线　　　　　D. 以上都对

24. 关于心肺复苏正确的是（　　）

　　A. 心肺复苏是对心搏、呼吸骤停的患者进行治疗的技术

　　B. 心肺复苏是对心搏、呼吸骤停的患者进行康复的技术

　　C. 心肺复苏是对心搏、呼吸骤停的患者进行抢救的技术

　　D. 以上都不对

25. 小明突然意识丧失，你判断正确，果断施救，小明苏醒后，你首先要做的是（　　）

　　A. 联系小明的家长，并在现场等待

　　B. 亲自将小明送回家中，交给其父母

　　C. 迅速妥善地将小明转送到医院继续抢救

D. 以上都对

26. 给婴幼儿添加点心的时间距离下顿主食至少（　　　）

    A. 0.5 小时　　　　　　B. 1 小时　　　　　　C. 1.5 小时　　　　　　D. 2 小时

27. 按照母乳喂养的多少，纯母乳喂养可分为几乎母乳喂养和（　　　）

    A. 部分母乳喂养　　　B. 完全母乳喂养　　C. 混合喂养　　　　D. 人工喂养

28. 母乳营养丰富，含有婴儿生长所需多种营养成分，下列选项中需要及时补充的是（　　　）

    A. 维生素 A　　　　　B. 铁　　　　　　C. 维生素 D　　　　D. 钙

29. 下面选项中不属于婴儿食物过敏的表现是（　　　）

    A. 皮肤湿疹　　　　B. 呕吐或腹泻　　　C. 反复咳嗽　　　　D. 贫血

30. 目前主张纯母乳喂养的婴儿开始添加辅食的时间是满（　　　）

    A. 3 个月　　　　　　B. 4 个月　　　　　C. 5 个月　　　　　D. 6 个月

31. 对鲜牛奶描述<u>不正确</u>是（　　　）

    A. 以酪蛋白为主　　B. 脂肪球较大　　　C. 矿物质含量高　　D. 乳糖含量高

32. 冲调奶粉的操作步骤是（　　　）

    A. 确定奶量—加水—加奶粉—摇匀—试温

    B. 确定水量—确定奶量—加奶粉—摇匀—喂哺

    C. 确定奶量—加奶粉—加水—试温—喂哺

    D. 确定奶量—加水—加奶粉—搅拌—试温

33. 25～36 个月婴幼儿各餐次热量分配中晚餐占（　　　）

    A. 5%　　　　　　　B. 10%　　　　　　C. 25%　　　　　　D. 30%

34. 小明 16 个月，在春秋季每天可安排户外活动时间为（　　　）

    A. 1 小时　　　　　　B. 2 小时　　　　　C. 3 小时　　　　　D. 4 小时

35. 小明 22 个月，育婴员可安排其白天睡眠次数为（　　　）

    A. 不需要午睡　　　　　　　　　　B. 下午睡一觉，时间为 2 小时左右

    C. 困了就睡，几次都行　　　　　　D. 上、下午各睡一觉

36. 30 个月的小强在为去幼儿园做准备，育婴员应训练其（　　　）

    A. 每天午睡，时间不限

    B. 每天 2 次睡眠，每次 1 小时

    C. 下午一点左右午睡一次，时间 2 小时左右

    D. 午睡随孩子高兴，可睡可不睡

37. 婴幼儿每次进餐时间应控制在（　　　）

    A. 20～30 分钟　　　B. 一小时　　　　　C. 一个半小时　　　D. 吃饱为止

38. 训练及鼓励婴幼儿自己手抓盘中食物进食的时间为（　　　）

    A. 5 个月　　　　　　B. 7 个月　　　　　C. 1 岁　　　　　　D. 1 岁半

39. 鼓励及训练婴幼儿用小勺进食的时间为（　　　）

    A. 7 个月　　　　　　B. 8～10 个月　　　C. 12～15 个月　　　D. 18～20 个月

40. 7～12 个月婴儿每天需配方奶量为（　　　）

 A. 300～400 毫升 B. 400～500 毫升 C. 600～700 毫升 D. 700～800 毫升

41. 在为婴幼儿开饭前的准备中，错误的是（　　　）

 A. 从学吃饭起就固定好婴幼儿的就餐桌

 B. 提前十分钟提醒孩子"再过十分钟就开饭了"

 C. 食物的色香味俱佳，促进食欲

 D. 对不好好吃饭的孩子，允许其看电视吃饭

42. 一般婴幼儿能独立进餐的月龄是（　　　）

 A. 10 个月   B. 12 个月   C. 15 个月   D. 18 个月

43. 婴儿被动操扩胸运动可以达到活动的目的是（　　　）

 A. 手腕肌肉 B. 手臂肌肉 C. 腿部肌肉 D. 胸部肌肉

44. 婴幼儿被动操肩关节运动练习方法（　　　）

 A. 将婴幼儿左臂伸直，以肩关节为中心由内向外做回环运动

 B. 将婴幼儿左臂伸直，以肩关节为中心由外向内做回环运动

 C. 将婴幼儿左臂贴近身体，以肩关节为中心由外向内做回环运动

 D. 将婴幼儿左臂贴近身体，以肩关节为中心由内向外做回环运动

45. 婴幼儿精细动作主要指小肌肉动作，主要体现在什么部位的活动能力？（　　　）

 A. 手指、手掌、手臂   B. 手指、手掌、手腕

 C. 手指、手腕、手臂   D. 手掌、手腕、手臂

46. 婴幼儿图书大部分由图片构成，由于年龄较小，婴幼儿不能独立进行文字阅读，因此什么是最佳的表现形式（　　　）

 A. 亲子阅读 B. 有声读物 C. 图片 D. 电视

47. 用简单的词和指令刺激婴幼儿用表情、动作语音等做出相应的反应是在几岁（　　　）

 A. 0～6 个月 B. 0～1 岁 C. 7～12 个月 D. 1～2 岁

48. 婴幼儿学会与人沟通的最佳时期是（　　　）

 A. 1 岁以前 B. 2 岁以前 C. 3 岁以前 D. 以上都是

49. 以下不正确的是（　　　）

 A. 用温柔的语言和婴幼儿在注视中亲切交流

 B. 在照料活动中不要和婴幼儿说话

 C. 哺乳时尽量与婴幼儿肌肤相亲

 D. 坚持面对面的和婴幼儿交流

50. 婴幼儿下楼时，育婴员应在

 A. 前面保护 B. 后面保护 C. 左面保护 D. 右面保护

二、判断题

1. 用人单位可以向员工收取押金。   （　　　）

2. 婴儿的监护人应当保证婴儿及时接受预防接种。 （　　）

3. 生长发育在一定范围内受先天和后天因素的影响而存在差异。 （　　）

4. 婴幼儿生长发育评价的任何一种方法都不能完全满足对其进行全面评价的要求。

（　　）

5. 幼儿 2 岁以后，身高平均每年增长 10 厘米以上。 （　　）

6. 婴儿前囟门最迟 18 个月闭合，早于 6 个月或超过 18 个月未愈合均为异常。

（　　）

7. 生理性黄疸的孩子没有什么不适，第 4～5 天最黄，7～14 天自然消退。 （　　）

8. 婴幼儿湿疹的主要表现是皮肤表面长出红斑或小丘疹，有明显渗出，刺痒，抓
挠后溃烂结痂。 （　　）

9. 当婴幼儿突发呼吸、心搏骤停，应一边拨打 120 呼救，一边同时实施心肺复苏
急救，分秒必争地积极抢救。 （　　）

10. 婴幼儿呼吸中枢发育不完善，易出现呼吸节律不齐。 （　　）

11. 一边给婴幼儿喂食一边与婴幼儿逗弄交流，能促进婴幼儿语言发育。 （　　）

12. 冲调奶粉的奶粉量和水量的配比按经验操作。 （　　）

13. 引起婴儿食物过敏的主要物质是食物中的碳水化合物。 （　　）

14. 泥糊状食物是婴儿必要食物，不是辅助食品。 （　　）

15. 应该在婴儿身体健康时尝试新的食物，不强迫其进食。 （　　）

16. 一岁后的婴幼儿的膳食制作中可以普遍加盐。 （　　）

17. 乳类是 7～12 个月婴儿营养的主要来源。 （　　）

18. 训练婴幼儿手抓食物进食可以从其对手抓食物感兴趣的时候开始。 （　　）

19. 为防止婴幼儿噎食，育婴员应尽量保护幼儿、耐心喂食，不让婴儿抓食物吃。

（　　）

20. 2 岁的幼儿可以训练其自己拿杯子喝水。 （　　）

21. 两岁半的小芳由育婴员每日单独喂主餐。 （　　）

22. 小红 22 个月，育婴员可安排其与成人一起一日三餐，中间喂点心 2 次。

（　　）

23. 随着婴儿年龄的增长，大脑皮层逐步发育，每天的睡眠时间逐渐增加。（　　）

24. 婴儿睡眠最易发生的事故是擦伤。 （　　）

25. 在婴幼儿安睡时，也应及时将其唤醒或抱起进食或更换尿布。 （　　）

26. 手指中以拇指最为重要，绝大部分动作都要用到拇指。 （　　）

27. 婴幼儿从图书中能体会到多少快乐，将决定他一生是否喜欢读书。 （　　）

28. 在婴幼儿吃奶或入睡前可以播放轻柔欢快的音乐。 （　　）

29. 婴幼儿听神经发育的关键期在出生至 12 个月，此时进行听觉训练效果最好。

（　　）

30. 在婴幼儿阶段，艺术表现游戏主要包括涂鸦和童谣唱游。 （　　）

31. 婴幼儿学习和探索环境的欲望要给予适当的满足。 （　　）

32. 常为婴幼儿念唱童谣，可以刺激听觉，促进其发出声音。 （　　）

33. 婴幼儿艺术表现游戏与成人是相同的，所以需要及时纠正动作。 （　　）

34. 成人的行为会间接影响婴幼儿的情绪。 （　　）

35. 2 岁的婴幼儿头围约为 50 厘米。 （　　）

三、多选题

1. 职业道德的特点是 （　　）

　　A. 具有纪律的规范性　　　　　　　B. 具有行为的约束性

　　C. 有助于维护和提高本行业的信誉　　D. 具有行业特殊性

2. 测量婴幼儿胸围的意义是 （　　）

　　A. 胸围代表肺、胸廓及胸部肌肉的发育

　　B. 新生儿时胸围约为 32 厘米，比头围小 1～2 厘米

　　C. 正常情况下，婴儿出生时的胸围比头围大 1～2 厘米

　　D. 1 岁左右婴幼儿的胸围与头围相等，约为 46 厘米

3. 关于测量婴幼儿身长的描述正确的是 （　　）

　　A. 测量过程中要安抚孩子保持情绪愉快

　　B. 由于婴幼儿好动，在推动滑板时动作应轻快、稳重

　　C. 婴幼儿身长是从头顶至足底的长度值

　　D. 婴幼儿仰卧位时应使其双眼直视正前方，头枕部、肩胛部、臀部及双足跟要
　　　紧贴测量板

4. 三浴锻炼与婴幼儿生长的关系 （　　）

　　A. 空气浴能够增强机体适应外界气温变化的能力

　　B. 日光浴能增进机体对钙、磷的吸收，预防佝偻病发生

　　C. 日光浴还可以刺激骨髓制造红细胞，防止贫血

　　D. 水浴能增强机体体温调节反应能力，促进血液循环

5. 预防婴幼儿发生鹅口疮的要点是 （　　）

　　A. 母亲哺乳前要洗手并清洁乳头

　　B. 婴幼儿奶具、食具应专用

　　C. 鹅口疮患儿使用过的奶具和食具应煮沸消毒

　　D. 以上都不对

6. 新生儿的生理特点有 （　　）

　　A. 新生儿呼吸每分钟 40～45 次

　　B. 新生儿心率每分钟 120～140 次

　　C. 出生一周后，每天排尿可达 20 余次

　　D. 新生儿体内水分占体重 65%～75% 或更高

7. 婴幼儿被狗咬伤急救时应注意的是 （　　）

　　A. 操作时应安抚婴幼儿情绪　　　　　B. 仔细观察伤口

C. 大胆冷静处理伤口　　　　　　　　D. 迅速将患儿送医院治疗

8. 婴幼儿气管异物的急救方法是（　　　）

    A. 直接给婴幼儿拍背

    B. 将婴幼儿倒置，头向下，反复拍击背部

    C. 成人从婴幼儿身后将其抱起，双手握拳在其腹部突然向上用力

    D. 施救者两手叠压于婴幼儿腹部，向胸腹上后方向冲击性推压，反复数次，可使异物咳出

9. 幼儿良好的一日饮食习惯是（　　　）

    A. 饮食安排逐步定时定量　　　　　　B. 避免暴饮暴食、偏食挑食

    C. 注意防范厌食　　　　　　　　　　D. 避免边吃边玩等行为

10. 常用的代乳品有（　　　）

    A. 婴儿配方奶粉　　　　　　　　　　B. 鲜牛奶

    C. 以豆类为基础的配方奶粉　　　　　D. 米粉

11. 常见的致敏食物是（　　　）

    A. 母乳　　　　　　B. 羊奶　　　　　　C. 鸡蛋　　　　　　D. 豆类

12. 创设游戏情景，激发婴幼儿听和说游戏的兴趣包括（　　　）

    A. 讲解、示范、明确游戏玩法　　　　B. 场景准备

    C. 物品、材料准备　　　　　　　　　D. 语言引导

13. 与婴幼儿对话时，应注意以下几个方面（　　　）

    A. 说话语速尽量放慢　　　　　　　　B. 语调抑扬顿挫

    C. 嘴型夸张　　　　　　　　　　　　D. 面对面，眼睛对视

14. 婴幼儿情绪情感的特点包括（　　　）

    A. 婴幼儿与生俱来地具有情绪反应的能力

    B. 婴幼儿情绪反应快而缺乏控制力

    C. 情绪是婴幼儿进行人际交流的重要手段

    D. 婴幼儿先天情绪的发展与后天的环境有关

15. 童谣唱游的方式（　　　）

    A. 念唱童谣　　　　B. 欣赏音乐　　　　C. 律动唱游　　　　D. 敲敲打打

模拟练习试卷（三）

一、单选题

1. 以家庭养育为主，对 0～3 岁婴幼儿实施科学的生活照料和教养的职业是（　　　）

    A. 保育员　　　　　B. 家政服务员　　　　C. 幼儿教师　　　　D. 育婴员

2. 婴儿阶段身体和运动技能的发育，遵循的规律是（　　　）

A. 从左到右　　　　B. 从足到头　　　　C. 从头到足　　　　D. 从粗到细

3. 3 岁左右可以说出并理解的词汇数量是（　　　）

A. 800 多个　　　　B. 900 多个　　　　C. 1000 多个　　　　D. 1100 多个

4. 根据我国的生活条件和教育情况 1～3 岁为（　　　）

A. 新生儿期　　　　B. 婴幼儿期　　　　C. 乳儿期　　　　D. 小儿期

5. 测量婴幼儿体重的意义不包括（　　　）

A. 体重是身体器官、系统、体液的总重量

B. 体重是衡量婴幼儿生长、反映婴幼儿营养状况的重要指标

C. 婴幼儿体重是决定临床补液量和给药量的重要依据

D. 体重是婴幼儿智能水平的重要指标

6. 正常幼儿 2 岁到青春前期平均每年增加体重（　　　）

A. 1 千克　　　　B. 2 千克　　　　C. 3 千克　　　　D. 4 千克

7. 婴幼儿体重测量前，育婴员首先要做的是（　　　）

A. 准备用物　　　　　　　　　　B. 安抚婴幼儿情绪

C. 脱去婴幼儿衣服及尿布　　　　D. 注意保暖

8. 正常新生儿出生时头围约为（　　　）

A. 30 厘米　　　　B. 32 厘米　　　　C. 34 厘米　　　　D. 36 厘米

9. 关于囟门的描述，错误的是（　　　）

A. 后囟门由枕骨和顶骨骨缝构成　　　B. 前囟门由额骨和顶骨骨缝构成

C. 后囟门生后 6～8 周闭合　　　　　D. 前囟门最迟 2 岁闭合

10. 3 岁以下的婴幼儿测量身长的方法是（　　　）

A. 采用立式身长测量仪测量身高　　　B. 采用卧式身长测量仪测量身高

C. 采用软尺测量身高　　　　　　　　D. 采用硬尺测量身高

11. 以下正确的是（　　　）

A. 婴幼儿急性发热以上呼吸道感染最常见，多数为病毒性

B. 婴幼儿急性发热以上呼吸道感染最常见，多数为细菌性

C. 婴幼儿急性发热以上呼吸道感染最常见，多数为传染性

D. 以上都对

12. 关于婴幼儿发热对体温的观察正确的是（　　　）

A. 及时测量体温

B. 定时测量和记录体温，一般每 4 小时 1 次

C. 定时测量和记录体温，一般每 6 小时 1 次

D. 定时测量和记录体温，一般每日 4 次

13. 测量体温的时间是（　　　）

A. 休息半小时后、饭后 1 小时、安静时　　B. 休息 1 小时后、饭后半小时、安静时

C. 休息 1 小时后、饭后 1 小时、安静时　　D. 休息半小时后、饭后半小时、安静时

14. 当婴幼儿发生哭闹时，不正确的做法是（　　　）

A. 排除排便、排尿、饥饿、过冷过热，仔细检查全身

B. 从头到四肢抚摸一遍，有无皮肤损伤、五官异物

C. 认真查看婴幼儿全身，发现问题及时处理，必要时送医

D. 让婴幼儿看喜欢的电视节目

15. 以下不正确的是（　　　）

A. 婴幼儿腹痛可以用热水袋热一下肚子以减轻疼痛

B. 婴幼儿腹痛无其他伴随症状，精神好，可用热水袋热一下肚子

C. 0~3 个月的婴儿腹痛时，让婴儿趴着睡可缓解腹痛

D. 物理降温的常用部位是前额、腋下、腹股沟

16. 给婴幼儿用开塞露通便正确的操作是（　　　）

A. 取婴幼儿仰卧位，轻柔地将开塞露插入肛门内

B. 取婴幼儿俯卧位，轻柔地将开塞露插入肛门内

C. 取婴幼儿侧卧位，轻柔地将开塞露插入肛门内

D. 以上都对

17. 婴幼儿气管异物的急救方法不妥的是（　　　）

A. 直接给婴幼儿拍背

B. 将婴幼儿倒置，头向下，反复拍击背部

C. 成人从婴幼儿身后将其抱起，双手握拳在其腹部突然向上用力

D. 施救者两手叠压于婴幼儿腹部，向胸腹上后方向冲击性推压，反复数次，可使异物咳出

18. 婴幼儿上呼吸道的组成是（　　　）

A. 鼻、鼻窦、咽鼓管、咽部 　　　　　B. 鼻、鼻窦、咽部、喉

C. 鼻、鼻窦、咽鼓管、咽部、喉 　　　D. 鼻、鼻窦、咽部、喉

19. 婴幼儿发生休克时，不正确的急救方法是（　　　）

A. 应松开其衣领和裤带。注意保暖，避免着凉

B. 婴幼儿失去知觉，心跳呼吸停止要及时实施心肺复苏

C. 抢救过程中要密切观察婴幼儿神志情况

D. 救治过程中给婴幼儿喂食

20. 你带 2 岁半的帅帅到人多的公共场所时，正确的做法是（　　　）

A. 放手让帅帅自由地玩耍 　　　　　B. 允许帅帅攀爬栏杆

C. 不要让帅帅离开你的视线 　　　　D. 以上都对

21. 当婴幼儿突然意识丧失，正确的做法是（　　　）

A. 将患儿仰卧于硬板床上，开始实施心肺复苏

B. 将患儿抱在怀里，开始实施心肺复苏

C. 将患儿仰卧于硬板床上，等待救援

D. 将患儿抱在怀里，迅速赶往医院

22. 关于婴幼儿呼吸系统的生理特点错误的是（　　　）

A. 婴幼儿呼吸器官发育不完善

B. 呼吸运动较弱，呼吸频率较快

C. 呼吸中枢发育不完善，易出现呼吸节律不齐

D. 呈胸式呼吸，随年龄增长逐渐转化为胸腹式呼吸

23. 育婴员喂食婴幼儿时，正确的做法是（   ）

A. 给婴幼儿专用餐具和固定座位

B. 随婴幼儿高兴，哪里进餐都行

C. 为喂饱婴幼儿，可追随幼儿活动着喂食

D. 喂食时可让婴幼儿看电视

24. 健康的婴幼儿多大能自己吃饭，取决于（   ）

A. 什么时候给婴幼儿实践的机会　　B. 婴幼儿生长发育状况

C. 婴幼儿进食的数量和种类　　D. 以上都对

25. 养成和保持婴幼儿良好睡眠的习惯，正确的做法是（   ）

A. 按时入睡，醒即起床，合理安排日间小睡

B. 想睡就睡，醒即起床，合理安排日间小睡

C. 按时入睡，醒即起床，日间小睡可有可无

D. 想睡就睡，醒来不起，合理安排日间小睡

26. 13～18 个月幼儿夜间睡眠时间为（   ）

A. 8 小时　　　　　　B. 9 小时　　　　　　C. 10 小时　　　　　　D. ＞10 小时

27. 7～12 个月婴儿一般每天白天睡眠次数为（   ）

A. 1 次　　　　　　B. 2 次　　　　　　C. 3 次　　　　　　D. 4 次

28. 下列有关婴儿奶瓶的选择说法正确的是（   ）

A. 选择奶瓶时，应考虑容量和材质

B. 玻璃奶瓶安全无毒，不宜选择塑料奶瓶

C. 奶瓶容量越大越好

D. 塑料奶瓶轻便，是最好的

29. 25～36 个月婴幼儿各餐次热量分配中午餐占（   ）

A. 5%　　　　　　B. 10%　　　　　　C. 25%　　　　　　D. 30%

30. 科学的膳食搭配可改善婴幼儿大脑发育，首先要保证的食物是（   ）

A. 粮谷类　　　　　　B. 豆类　　　　　　C. 肉类　　　　　　D. 蔬果类

31. 冲调奶粉的稀释液应该是（   ）

A. 牛奶　　　　　　B. 米汤　　　　　　C. 温开水　　　　　　D. 凉开水

32. 冲调米粉的水温是（   ）

A. 50℃　　　　　　B. 60℃　　　　　　C. 65℃　　　　　　D. 75℃

33. 目前主张纯母乳喂养的婴儿开始添加辅食的时间是满（   ）

A. 3 个月　　　　　　B. 4 个月　　　　　　C. 5 个月　　　　　　D. 6 个月

34. 预防婴儿食物过敏，给其添加蒸蛋（全蛋）年龄最好满（   ）

A. 6 个月   B. 7 个月   C. 8 个月   D. 9 个月

35. 母乳喂养时，评估乳量是否充足的最佳指标是 （   ）

     A. 婴儿体重增长情况   B. 婴儿小便情况

     C. 婴儿大便情况   D. 睡眠情况

36. 既是简单的体格锻炼，又可以增进亲子亲密关系的活动是 （   ）

     A. 婴幼儿体操   B. 亲子阅读   C. 户外活动   D. 精细动作训练

37. 主被动操适用于多大年纪的宝宝 （   ）

     A. 6～12 个月   B. 7～12 个月   C. 8～12 个月   D. 1～2 岁

38. 以游戏的方式组织听说游戏活动，对婴幼儿什么能力的提高具有特殊的作用 （   ）

     A. 专注力   B. 倾听   C. 视听结合   D. 认知

39. 与婴幼儿的情绪发展密切相关的因素是 （   ）

     A. 先天的气质和后天的成长环境   B. 营养状况

     C. 身体发育情况   D. 以上都对

40. 下列符合 10～12 月婴儿认知发展特点的是 （   ）

     A. 模仿成人的面部表情   B. 模仿简单的行为

     C. 进行有目的的行为   D. 在要求下指出身体的部位

41. 以下不正确的是 （   ）

     A. 婴幼儿与生俱来地具有情绪反应的能力

     B. 婴幼儿情绪反应快而缺乏控制力

     C. 婴幼儿情绪反应慢而缺乏控制力

     D. 以上都对

42. 婴幼儿情绪萌发期是 （   ）

     A. 从出生到 1 岁期间   B. 从出生到 2 岁期间

     C. 从出生到 3 岁期间   D. 以上都不对

43. 生活照顾中渗透情感交流的原则不妥的是 （   ）

     A. 严肃的目光凝视   B. 坚持母乳喂养

     C. 玩玩具是与婴幼儿交流的最好形式   D. 坚持面对面地和婴幼儿交流

44. 以下不正确的是 （   ）

     A. 应对婴幼儿的哭闹主要方法是满足期生理需要

     B. 转移注意力的方法让婴幼儿停止哭闹会压抑婴幼儿的情绪

     C. 新生儿喜欢被拥抱的安全感觉

     D. 婴幼儿经常被责怪会降低他的自我价值感

45. 以下不正确的是 （   ）

     A. 婴幼儿学习和探索环境的欲望要给予充分的满足

     B. 成人对婴幼儿的恶作剧，最好的办法是坚决制止

     C. 成人对婴幼儿的恶作剧，最好的办法是故意冷淡

D. 以上都对

46. 婴儿能从照片中认出自己的月龄是（　　）

　　A. 7～12 个月　　　　B. 12～15 个月　　　C. 15～18 个月　　　D. 20 个月以后

47. 0～3 岁婴幼儿社会性行为的发展表现为（　　）

　　A. 自我意识的发展，亲子关系的建立，玩伴关系的建立

　　B. 想象能力的发展，亲子关系的建立，玩伴关系的建立

　　C. 情绪情感的发展，亲子关系的建立，玩伴关系的建立

　　D. 思维能力的发展，亲子关系的建立，玩伴关系的建立

48. 以下描述不妥的是（　　）

　　A. 涂鸦期通常是指儿童的乱涂乱画阶段

　　B. 0～3 岁婴幼儿的乱涂乱画称为婴幼儿涂鸦

　　C. 涂鸦是婴幼儿成长中的一种需要

　　D. 婴幼儿涂鸦等于婴幼儿美术

49. 下列符合 0～3 月婴儿认知发展特点的是（　　）

　　A. 模仿成人的面部表情　　　　　　　B. 模仿简单的行为

　　C. 进行有目的的行为　　　　　　　　D. 在要求下指出身体的部位

50. 婴幼儿能在具体形象的支持下理解"1"，知道"这是一个人""这是一个苹果"的年龄是（　　）

　　A. 6 个月左右　　　　B. 1 岁左右　　　　C. 2 岁左右　　　　D. 3 岁左右

二、判断题

1. 育婴员是专门从事 0～3 岁婴幼儿生活照料、护理和教育，并指导家长科学育儿的人员。　　　　　　　　　　　　　　　　　　　　　　　　　　　（　　）

2. 对待婴幼儿教育可以特别关注其发展好的某一个领域，有利于婴幼儿的健康成长。　　　　　　　　　　　　　　　　　　　　　　　　　　　　　（　　）

3. 测量婴儿头围正确的方法是，将软尺 0 点固定于头部右侧眉弓上缘，将软尺紧贴头皮绕过枕后结节最高点至左侧眉弓上缘回至 0 点，读出数值至 0.1 厘米。
　　　　　　　　　　　　　　　　　　　　　　　　　　　　　　　　（　　）

4. 新生儿出生数日内出现生理性体重下降，一般在 10% 左右。　　　（　　）

5. 对出现体重增长偏离的婴幼儿应加强护理观察，并适时给予健康指导。（　　）

6. 正常情况下，婴儿出生时的胸围比头围大 1～2 厘米。　　　　　　（　　）

7. 婴幼儿的皮肤具有分解毒物的作用。　　　　　　　　　　　　　　（　　）

8. 粪便引起的尿布疹，皮肤会像烧坏那样，出现红一整片的现。　　（　　）

9. 婴幼儿呕吐时要观察呕吐物的色、量和性质，呕吐的方式及婴幼儿的精神状态。
　　　　　　　　　　　　　　　　　　　　　　　　　　　　　　　　（　　）

10. 婴幼儿因感冒或便秘引起的腹痛，可用手掌置于孩子腹部进行顺时针按摩，持续 3～5 分钟。　　　　　　　　　　　　　　　　　　　　　　　　（　　）

11. 给婴幼儿放洗澡水时，先放热水，再放冷水是最好的操作。　　（　）

12. 穿越马路时，如果没有车辆就不必走人行横道或过街天桥及地下通道。（　）

13. 当婴幼儿发生休克时，可以用热水袋或电热毯为其保暖。　　（　）

14. 婴幼儿被狗咬伤必须做的是对咬伤的伤口立即挤血。　　（　）

15. 当婴幼儿突发呼吸、心搏骤停，应先拨打 120 呼救，再实施心肺复苏急救。
　　　　　　　　　　　　　　　　　　　　　　　　　　　　（　）

16. 婴儿辅食添加应该遵照年龄阶段有顺序的添加。　　　（　）

17. 奶粉冲调后呈糊糊状是质量好的奶粉。　　　　　（　）

18. 冲调米粉应用 75℃ 热开水冲调。　　　　　　（　）

19. 母乳喂养时应注意补充维生素 D。　　　　　　（　）

20. 婴幼儿活动、生长发育有其特有的规律，不受其他因素影响。　（　）

21. 婴幼儿学习手抓食物送进嘴巴过程中，若失败则停下动作，不要多次尝试。
　　　　　　　　　　　　　　　　　　　　　　　　　　　　（　）

22. 训练婴幼儿用小匙进食可以从 7 个月开始。　　　（　）

23. 婴幼儿可以很快从醒着的状态，进入深睡眠。　　　（　）

24. 睡眠是人体生命的重要生理过程，分浅睡眠和深睡眠。　（　）

25. 婴幼儿睡眠环境室温应在冬季 18～24℃，夏季 26～28℃。　（　）

26. 对于黏人的婴幼儿，父母上班前要悄悄地离开。　　（　）

27. 听说游戏具有活动和游戏的双重性质。　　　　　（　）

28. 手口一致的点数对手、眼、口的动作协调性有较高要求。　（　）

29. 游戏能帮助婴幼儿在交往活动中形成一点的交往技能，学会交往规则。（　）

30. 育婴员的示范动作要正确，婴幼儿姿势也要正确。　　（　）

31. 模仿操主要训练婴幼儿动作领域，促进婴幼儿动作机能和技能向均衡、协调方向发展。　　　　　　　　　　　　　　　　　　　　　　（　）

32. 婴幼儿模仿游戏时，育婴员不可以放手让婴幼儿自己活动。　（　）

33. 育婴员语言要正确、规范，有利于婴幼儿语言能力发展。　（　）

34. 婴幼儿图书纸张的颜色选用白色，这样外观很漂亮，印刷很精美，能激发婴幼儿的阅读兴趣。　　　　　　　　　　　　　　　　　　　　（　）

35. 图片和图书对婴幼儿的阅读兴趣、阅读理解和阅读行为有很大的影响作用。
　　　　　　　　　　　　　　　　　　　　　　　　　　　　（　）

36. 1 岁左右的宝宝听到音乐会不由自主地扭动身体，此时不需要成人的鼓励。
　　　　　　　　　　　　　　　　　　　　　　　　　　　　（　）

三、多选题

1. 容易产生食品安全问题的部分是（　　　）
   A. 食物原料的问题　　　　　　　　B. 食物保存的问题
   C. 食物加工的问题　　　　　　　　D. 食品添加剂的问题

2. 测量婴幼儿头围的注意事项是（　　　）
    A. 测量时避免过长的软尺在婴幼儿面前晃动，保护脸部安全
    B. 先粗略估计婴幼儿头围长度，将多余软尺卷曲成团握于手心
    C. 完成测量后将软尺轻轻移开头部，避免损伤婴幼儿头皮
    D. 以上都不对

3. 关于婴幼儿身长（身高）的描述，正确的是（　　　）
    A. 身高代表头、脊柱及下肢长的总和
    B. 足月新生儿出生时身长平均 50 厘米
    C. 婴儿出生第一年，身长可增加 25 厘米
    D. 婴儿 1 岁时身长可达 75 厘米

4. 婴幼儿腹泻脱水的识别要点是（　　　）
    A. 嘴唇、口部及皮肤干燥
    B. 眼周出现皱纹、眼睛塌陷、眼泪少、小儿囟门塌陷
    C. 脸色苍白、尿少
    D. 精神疲乏、无力、肚子扁或腹胀

5. 婴幼儿发生哭闹的原因一般是（　　　）
    A. 排便、排尿、饥饿、过冷过热　　　B. 皮肤损伤、五官异物
    C. 疾病　　　　　　　　　　　　　　D. 情感需要

6. 预防婴幼儿发生气管异物的措施（　　　）
    A. 严禁在喂食时与婴幼儿逗乐
    B. 严禁在婴幼儿哭泣时，为哄其开心，喂食小颗粒状食物
    C. 5 岁以下婴幼儿严禁喂食颗粒状的食物，如：花生、豆类等
    D. 避免喂食果冻状食物，以免吸入食物时堵住气管

7. 不同年龄婴幼儿呼吸的频率是（　　　）
    A. 新生儿 40～45 次/分钟　　　　　B. 1 岁 30～40 次/分钟
    C. 2～3 岁 25～30 次/分钟　　　　　D. 以上都不对

8. 婴儿浅睡眠的表现是（　　　）
    A. 眼皮慢慢垂下，眼睛完全闭起来　　B. 眼皮还在翻动，呼吸不规律
    C. 手脚是弯着的，露出睡眠笑容　　　D. 会突然惊起或抽动

9. 比较符合生理特点的睡姿是右侧卧位，好处是（　　　）
    A. 不压迫心脏　　　　　　　　　　　B. 有利于食物的运送
    C. 有利于食物的消化　　　　　　　　D. 有利于食物的吸收

10. 2 岁多的小鹏，一日作息安排如下，正确的是（　　　）
    A. 白天睡眠一次　　　　　　　　　　B. 白天喂主餐 3 次，点心 2 次
    C. 每天室内活动、游戏 2～3 次　　　D. 每天户外活动 2 次

11. 以下说法正确的是（　　　）
    A. 0～6 个月的婴儿食物以乳类为主

B. 母乳分泌不足时，选择婴儿配方奶粉

C. 纯母乳喂养时满 6 个月添加辅食

D. 混合喂养或人工喂养满 4~5 个月开始添加辅食

12. 婴儿辅食添加的目的包括（　　　）

A. 学习进食　　　　B. 补充营养　　　　C. 促进生长发育　　D. 培养饮食行为

13. 婴幼儿手指的运用，通常有两种情况（　　　）

A. 拇指与其他手指的同时使用　　　　B. 拇指与其他三指的同时使用

C. 拇指与其他两指同时使用　　　　　D. 拇指与食指的同时使用

14. 在思维发展方面，思维活动水平发展的关键年龄是（　　　）

A. 8 个月~1 岁　　B. 1 岁半~3 岁　　C. 2 岁~3 岁　　　D. 5 岁~6 岁

15. 在孩子的社会交往中应把握的是（　　　）

A. 冲突比回避好　　　　　　　　B. 示范比说教好

C. 等待比强制好　　　　　　　　D. 避免做电视婴幼儿

模拟练习试卷（四）

一、单选题

1. 过敏体质婴儿喂哺的正确选择是（　　　）

A. 配方奶粉　　　　B. 米粉　　　　　C. 豆类配方奶　　D. 羊奶

2. 内分泌系统借以调节机体生理代谢活动的化学信使是（　　　）

A. 血液　　　　　　B. 细胞　　　　　C. 激素　　　　　D. 淋巴

3. 儿童膳食中蛋白质、脂肪和碳水化合物提供的热能分别为（　　　）

A. 蛋白质占 50%~55%，脂肪占 15%，碳水化合物占 30%~35%

B. 蛋白质占 15%，脂肪占 50%~55%，碳水化合物占 30%~35%

C. 蛋白质占 15%，脂肪占 30%~35%，碳酸水化合物占 50%~55%

D. 蛋白质占 30%~35%，脂肪占 15%，碳水化合物占 50%~55%

4. 关于家用化学品管理的措施是（　　　）

A. 严禁使用饮料瓶罐装杀虫剂、洗涤剂、消毒剂等

B. 暖气管、暖气片周围要装护栏隔离

C. 家居应避免尖角和锐角、缺口和木刺等

D. 以上都是

5. 给新生儿裹尿布正确的操作是（　　　）

A. 新生儿裹尿布时要把双脚伸直，以免影响髋关节发育

B. 新生儿裹尿布时不要把双腿伸直，以免影响髋关节发育

C. 新生儿裹尿布时不要把双腿伸直，以免影响膝关节发育

D. 新生儿裹尿布时要把双腿伸直，以免影响膝关节发育

6. 婴幼儿营养性疾病**不包括**（　　）

  A. 营养不良   B. 维生素中毒 C. 儿童糖尿病 D. 单纯性肥胖症

7. 新生儿心脏重（　　）

  A. 10～15 克 B. 20～25 克 C. 30～35 克 D. 40～45 克

8. 科学的膳食搭配可改善婴幼儿大脑发育，首先要保证的食物是（　　）

  A. 粮谷类   B. 豆类   C. 肉类   D. 蔬果类

9. 育婴员与婴幼儿做模仿操时动作不宜过多，应该根据（　　）

  A. 月龄特点和个性特点   B. 心理特点和生理特点

  C. 情绪特点和性格特点   D. 动作特点和情绪特点

10. 婴儿神经系统发育较晚的是（　　）

  A. 大脑   B. 脑干   C. 小脑   D. 脊髓

11. 被动操、主被动操、模仿操统称为（　　）

  A. 巨大动作训练 B. 亲子游戏 C. 体操活动 D. 节律游戏

12. 容易引起过敏的蔬果原料是（　　）

  A. 苹果   B. 橙子   C. 草莓   D. 胡萝卜

13. 合理作息与婴幼儿的什么密切相关（　　）

  A. 生长发育 B. 性格塑造 C. 习惯养成 D. 智力发育

14. 如何预防营养性疾病，错误的是（　　）

  A. 科学喂养   B. 定期到医院查体

  C. 食物多样化   D. 合理安排生活起居

15. 婴幼儿气管异物的急救方法，**不妥**的是（　　）

  A. 直接给婴幼儿拍背

  B. 将婴幼儿倒置，头向下，反复拍击背部

  C. 成人从婴幼儿身后将其抱起，双手握拳在其腹部突然向上用力

  D. 施救者两手叠压于婴幼儿腹部，向胸腹上后方向冲击性推压，反复数次，可使异物咳出

16. 合理作息应从多大年纪开始（　　）

  A. 一个月 B. 两个月 C. 半年 D. 出生

17. 以下正确的是（　　）

  A. 头围是指眉弓上缘经枕后结节绕头一周的长度

  B. 头围是用软尺绕头一周的长度

  C. 婴幼儿头围大小反映智力的发育程度

  D. 以上都对

18. 婴幼儿理解语言的阶段年龄是（　　）

  A. 0～6 个月 B. 6～12 个月 C. 1 岁～1 岁半 D. 1 岁半～3 岁

19. 以下说法错误的是（　　）

    A. 训练婴幼儿控制大小便的能力，没有绝对的时间规律

    B. 训练婴幼儿控制大小便的能力，具有一定的时间规律

    C. 训练婴幼儿控制大小便的能力，应在其对排便有了自己的意识时进行

    D. 正在大小便中的婴幼儿会抓住尿布，发出"咕哝"声，双脚交叉

20. 婴幼儿图书大部分由图片构成，由于年龄较小，婴幼儿不能独立进行文字阅读，因此什么是最佳的表现形式（　　　）

    A. 亲子阅读　　　　B. 有声读物　　　　C. 图片　　　　D. 点时

21. 以下哪一项<u>不是</u>育婴员在交代游戏规则时需要注意的（　　　）

    A. 用简洁明了的语言讲解

    B. 用形象的动作和夸张的表情激发婴幼儿游戏的兴趣

    C. 讲清楚听说游戏的规则要点和游戏的开展顺序

    D. 用较慢的语速进行讲解和示范

22. 婴幼儿开始对音乐做出积极反映的阶段是（　　　）

    A. 0～3个月　　　　B. 4～6个月　　　　C. 7～9个月　　　　D. 10～12个月

23. 与婴幼儿听音乐，一次连续时间不要太久，每次连续听音乐不超过（　　　）

    A. 10分钟　　　　B. 15分钟　　　　C. 20分钟　　　　D. 25分钟

24. 卡介苗的接种方法（　　　）

    A. 口服接种　　　　B. 皮内接种　　　　C. 静脉接种　　　　D. 肌肉接种

25. 与婴幼儿胸廓发育落后有关的是（　　　）

    A. 营养因素　　　　B. 上肢锻炼不足　　　　C. 胸廓锻炼不足　　　　D. 以上都是

26. 什么是婴幼儿读物最基本的特点（　　　）

    A. 简单　　　　B. 色彩鲜明　　　　C. 情趣　　　　D. 生活化

27. 纯母乳喂养的婴儿添加辅食的开始时间是满（　　　）

    A. 4个月　　　　B. 5个月　　　　C. 6个月　　　　D. 7个月

28. 以下<u>不正确</u>的是（　　　）

    A. 应对婴幼儿的哭闹主要是满足期生理需要

    B. 转移注意力的方法是让孩子停止哭闹，会压抑孩子的情绪

    C. 新生儿喜欢被拥抱的安全感觉

    D. 婴幼儿经常被责怪会降低他的自我价值感

29. 婴儿抚触的时间一般是在（　　　）

    A. 5～15分钟　　　　B. 5～10分钟　　　　C. 10～15分钟　　　　D. 15～20分钟

30. 婴幼儿在成长过程中把自己作为一个社会人的自我的年龄是（　　　）

    A. 0～1岁　　　　B. 1～2岁　　　　C. 2～3岁　　　　D. 3岁后

31. 节律活动旨在提高婴幼儿对什么的敏感性（　　　）

    A. 音乐和动作　　　　B. 节奏和韵律　　　　C. 想象和思维　　　　D. 情绪和情感

32. 当婴幼儿突然意识丧失，正确的做法是（　　　）

    A. 将患儿仰卧于硬板床上，开始实施心肺复苏

    B. 将患儿抱在怀里，开始实施心肺复苏

    C. 将患儿仰卧于硬板床上，等待救援

    D. 将患儿抱在怀里，迅速赶往医院

33. 关于婴幼儿呼吸系统的生理特点错误的是（　　　）

    A. 婴幼儿呼吸器官发育不完善

    B. 呼吸运动较弱，呼吸频率较快

    C. 呼吸中枢发育不完善，易出现呼吸节律不齐

    D. 呈胸式呼吸，随年龄增长逐渐转化为胸腹式联合呼吸

34. 2 岁的宝宝不肯把自己的玩具和小朋友进行交换，正确的做法是（　　　）

    A. 进行批评教育　　B. 强行宝宝交换　　C. 多鼓励不责怪　　D. 以上都不对

35. 婴儿易发生铅中毒主要是因为（　　　）

    A. 代谢活跃　　　　　　　　　　　　B. 皮肤渗透作用强

    C. 皮肤分泌物多　　　　　　　　　　D. 角质层厚

36. 婴儿阶段身体和运动技能的发育，遵循的规律是（　　　）

    A. 从左到右　　　　B. 从足到头　　　　C. 从头到足　　　　D. 从粗到细

37. 在亲子依恋关系中，要幼儿获得的是（　　　）

    A. 安全感和亲情　　B. 满足感信任感　　C. 安全感和信任感　　D. 以上都是

38. 以下不是母婴依恋的表现（　　　）

    A. 婴幼儿将微笑、注视、依偎、追踪、拥抱等都指向母亲，喜欢和母亲在一起

    B. 与母亲接近，婴幼儿会感到最大的舒适和愉快

    C. 婴幼儿与母亲分开会感到最大的痛苦

    D. 婴幼儿在吃奶或进食时喜欢与母亲在一起

39. 水痘的高发期是（　　　）

    A. 3 岁以下　　　　　B. 3 ~ 4 岁　　　　　C. 4 ~ 7 岁　　　　　D. 7 ~ 15 岁

40. 主被动操适用于多大年纪的宝宝？（　　　）

    A. 6 ~ 12 个月　　　B. 7 ~ 12 个月　　　C. 8 ~ 12 个月　　　D. 1 ~ 2 岁

二、判断题

1. 对出现体重增长偏离的婴幼儿，应加强护理观察，并适时给予健康指导。

                                         （　　　）

2. 维生素 E 缺乏可造成新生儿、早产儿红细胞性贫血。　　　　　　（　　　）

3. 婴儿抚触前和抚触后，育婴员均要洗手。　　　　　　　　　　　　（　　　）

4. 心肺复苏是对心搏、呼吸骤停的患者进行抢救的技术。　　　　　　（　　　）

5. 在母乳不足或考虑断奶时，首选牛奶来喂婴儿。　　　　　　　　　（　　　）

6. 3 ~ 6 个月的婴儿开始进入睡眠稳定阶段。　　　　　　　　　　　（　　　）

7. 1 克脂肪能提供 9 千卡能量，1 克碳水化合物能提供 4 千卡能量。　（　　　）

8. 给婴幼儿放洗澡水时，先放热水，再放冷水是最好的操作。　　　　（　　　）

9. 婴幼儿便秘最好的办法是经常用开塞露、肥皂头通便。 （　　）

10. 一边给婴幼儿喂食，一边与婴幼儿逗弄交流，能促进幼儿语言发育。 （　　）

11. 乳类是 7～12 个月婴儿营养的主要来源。 （　　）

12. 即将脱落的脐带是一种坏死组织，很容易感染上细菌。 （　　）

13. 冲调奶粉的方法是先加奶粉再加开水。 （　　）

14. 当婴幼儿发生气管异物时，应迅速将婴幼儿抱起来，反复拍击背部，使异物易于咳出。 （　　）

15. 徒手心肺复苏胸外心脏按压的深度是胸廓前后径的 1/3，大约 5 厘米。 （　　）

16. 头围与胸围除了反映各自的发育情况外，它们之间的比例对观察婴幼儿的发育情况也很重要。 （　　）

17. 腮腺分泌唾液，是内分泌腺。 （　　）

18. 婴幼儿体重增长偏离包括体重过重和低体重。 （　　）

19. 当婴幼儿的哭闹的时候，可用转移注意力的方法让婴幼儿停止哭闹。 （　　）

20. 母乳喂养时一般可以不必加水。 （　　）

21. 婴儿胃呈水平位，平滑肌发育未完善，贲门张力低，易发生溢奶。 （　　）

22. 音乐艺术的熏陶感染有助于婴幼儿听觉能力的发展。 （　　）

23. 婴幼儿便秘不能经常使用开塞露、肥皂头通便。 （　　）

24. 每天都会遇到生活的细节，都可以边做边解释，反复聆听也将加深婴幼儿对事件与物品的印象。 （　　）

25. 坐高也称顶臀长，是从头顶至坐骨结节的长度。 （　　）

26. 2 岁的婴幼儿可以训练其自己拿杯子喝水。 （　　）

27. 听说游戏具有活动和游戏的双重性质。 （　　）

28. 手口一致的点数对手、眼、口的动作协调性有较高要求。 （　　）

29. 安全的关系与环境是与婴幼儿进行良好交流的基础。 （　　）

30. 婴幼儿进行模仿游戏时，育婴员不可以放手让婴幼儿自己活动。 （　　）

31. 母乳喂养时应注意补充维生素 D。 （　　）

32. 婴幼儿脱水易引起体内代谢紊乱、水电解质平衡失调。 （　　）

33. 新生儿出生体重不足 1000 克的是超低体重儿。 （　　）

34. 新生儿主要靠感官——眼、耳、口、手、鼻、皮肤来认识周围世界。 （　　）

35. 实施心肺复苏的原则是先复苏呼吸功能，再复苏心脏功能。 （　　）

36. 训练婴幼儿手抓食物进食可以从其对手抓食物感兴趣的时候开始。 （　　）

37. 婴幼儿呼吸系统的组成包括鼻、鼻窦、咽部、喉、淋巴腺、气管、支气管、肺。 （　　）

38. 当婴儿尿少时，要考虑是奶量不足。 （　　）

39. 新生儿脐炎是指细菌侵入脐残端并繁殖所致的急性软组织炎症。 （　　）

40. 游戏中的人际关系有利于婴幼儿交往技能的发展。 （　　）

三、多选题

1. 蔬果汁饮用的注意事项正确的是（　　　）

    A. 应从少量开始

    B. 开始要稀释后食用

    C. 过敏体质婴儿应避免给予引起过敏的食物

    D. 果汁可以替代水果

2. 新生儿生理性黄疸的特点是（　　　）

    A. 足月儿出生后 2~3 天，第 4~5 天达高峰，在 1~2 周消退

    B. 皮肤呈浅黄色，巩膜以蓝为主微带黄色

    C. 尿稍黄但不染尿布

    D. 体温、体重、食欲、大小便均正常

3. 关于微量元素铁的描述正确的是（　　　）

    A. 铁缺乏时会引起红细胞减少，产生小细胞低色素性贫血

    B. 来自动物性食物中的血红素铁在人体内的吸收率比来自植物性食物中的非血红素性铁高

    C. 蔬菜中的草酸、谷物中的植酸及高纤维素食物可促进吸收

    D. 维生素 C 可以抑制铁的吸收

4. 3 岁左右幼儿想象活动能达到的是（　　　）

    A. 装扮成医生给"病人"看病   B. 把一块饼干放到娃娃嘴里

    C. 抱娃娃睡觉   D. 装扮成妈妈给"婴儿"穿衣服

5. 婴幼儿头围增长描述正确的是（　　　）

    A. 婴幼儿头围测量以出生后 2 年最有价值

    B. 头围明显过小常提示小头畸形，脑发育不良

    C. 头围增长过快可提示脑积水等疾病

    D. 婴幼儿头围 3 岁时接近成人

6. 关于合理作息，描述正确的是（　　　）

    A. 睡眠有利于婴幼儿脑细胞发育

    B. 睡眠有利于婴幼儿身体的增长

    C. 婴幼儿体重的增长与睡眠无关

    D. 合理作息可保护婴幼儿神经系统的正常发育

7. 婴幼儿自己使用餐具进餐的意义是（　　　）

    A. 有利于培养婴幼儿的动手能力   B. 促进手指的灵活运动

    C. 锻炼手、眼、口的协调能力   D. 促进神经肌肉的发育

8. 在婴幼儿生活照顾中渗透情感交流的原则（　　　）

    A. 坚持母乳喂养、坚持面对面的婴幼儿交流

    B. 在处理婴幼儿大小便及清洁卫生时间其交流

C. "玩"是与婴幼儿交流的最好方式

D. 安全的关系与环境是与婴幼儿进行良好交流的基础

9. 新生儿肝脏不易发生肝硬化，是因为（　　　）

A. 肝脏富有血管　　　　　　　　　B. 肝脏较成人大

C. 结缔组织少　　　　　　　　　　D. 肝细胞再生能力强

10. 发生意外伤害事故后，育婴员应该（　　　）

A. 仔细观察婴幼儿全身情况　　　　B. 及时通知雇主家长

C. 可在家中自己救治　　　　　　　D. 尽早送医院检查

11. 婴幼儿感觉能力包括（　　　）

A. 视觉　　　　　　B. 味觉　　　　　　C. 听觉　　　　　　D. 皮肤觉

12. 在思维发展方面，思维活动水平发展的关键年龄是（　　　）

A. 8个月~1岁　　　B. 1岁半~3岁　　　C. 2~3岁　　　D. 5~6岁

13. 婴幼儿易溢奶是因为（　　　）

A. 胃成水平位　　　　　　　　　　B. 基层发育不完整

C. 贲门张力低　　　　　　　　　　D. 胃容量有限

14. 婴幼儿便秘的护理要点是（　　　）

A. 饮食调整，增加富含纤维素的食物　　B. 腹部按摩，帮助排便

C. 养成定时排便的习惯　　　　　　D. 遵医嘱使用开塞露和缓泻药

15. 动作与游戏内容的选择中，强调趣味性可以从婴幼儿哪一方面身心发展特点入手（　　　）

A. 好动　　　　　　B. 喜模仿　　　　　　C. 喜想象　　　　　　D. 爱创造

16. "婴幼儿户外""日光浴"的要求是（　　　）

A. 根据季节穿合适的衣裤　　　　　B. 日光照射从脚腕开始

C. 空腹及餐后1小时内不宜进行　　D. 每次不超过20~30分钟

17. 婴幼儿辅食添加的目的包括（　　　）

A. 学习进食　　　　B. 补充营养　　　C. 促进生长发育　　　D. 培养饮食行为

18. 空间直觉包括下列（　　　）

A. 形状知觉　　　　B. 大小知觉　　　C. 深度与距离知觉　　D. 方位知觉

19. 婴幼儿惊厥的急救措施正确的是（　　　）

A. 保持镇静，采用物理降温　　　　B. 用手指掐人中穴，头偏向一侧

C. 婴幼儿抽风时，给患儿喂水　　　D. 就近治疗，注射镇静及退烧针

20. 婴儿皮肤的特点有（　　　）

A. 保护功能差　　　　　　　　　　B. 代谢活跃

C. 渗透作用强　　　　　　　　　　D. 体温调节能力差

参考答案

模拟练习一

一、单选题

1. A	2. A	3. B	4. B	5. A	6. D	7. A	8. B	9. D	10. D
11. D	12. B	13. A	14. B	15. C	16. B	17. D	18. B	19. C	20. B
21. D	22. D	23. D	24. D	25. B	26. D	27. B	28. A	29. A	30. D
31. C	32. B	33. B	34. D	35. A	36. D	37. A	38. C	39. D	40. D
41. A	42. B	43. C	44. C	45. A	46. D	47. D	48. C	49. D	50. C

二、判断题

1. √	2. ×	3. ×	4. ×	5. ×	6. ×	7. √	8. √	9. ×	10. ×
11. ×	12. ×	13. ×	14. √	15. ×	16. ×	17. ×	18. ×	19. √	20. ×
21. √	22. √	23. ×	24. √	25. ×	26. √	27. √	28. ×	29. √	30. ×
31. ×	32. ×	33. √	34. ×						

三、多选题

1. ABCD	2. ABC	3. ABCD	4. ABCD	5. ABCD
6. ABCD	7. ABCD	8. ABCD	9. ABCD	10. ABCD
11. AB	12. ABC	13. ACD	14. ABCD	15. ABCD
16. ABC				

模拟练习二

一、单选题

1. A	2. A	3. A	4. C	5. D	6. C	7. A	8. D	9. A	10. B
11. B	12. A	13. C	14. A	15. D	16. B	17. D	18. D	19. C	20. C
21. C	22. C	23. C	24. C	25. C	26. B	27. B	28. C	29. D	30. D
31. D	32. A	33. D	34. C	35. B	36. C	37. A	38. B	39. C	40. C
41. D	42. C	43. D	44. D	45. B	46. C	47. B	48. C	49. B	50. A

二、判断题

1. ×	2. √	3. √	4. √	5. ×	6. √	7. √	8. √	9. √	10. √

11. × 12. × 13. × 14. √ 15. √ 16. × 17. √ 18. √ 19. × 20. √
21. × 22. √ 23. × 24. × 25. × 26. × 27. √ 28. × 29. √ 30. √
31. × 32. √ 33. × 34. × 35. ×

三、多选题

1. ABC   2. ABD   3. ABCD   4. ABCD   5. ABC
6. ABCD   7. ABCD   8. BCD   9. ABCD   10. ABC
11. BCD   12. DBC   13. ABCD   14. AB   15. ABCD

模拟练习三

一、单选题

1. D   2. C   3. C   4. B   5. D   6. B   7. B   8. C   9. D   10. B
11. A 12. B 13. A 14. D 15. A 16. B 17. A 18. C 19. D 20. C
21. A 22. D 23. A 24. A 25. A 26. D 27. B 28. A 29. D 30. A
31. C 32. D 33. D 34. D 35. A 36. A 37. B 38. B 39. A 40. D
41. C 42. A 43. A 44. A 45. B 46. B 47. A 48. D 49. A 50. C

二、判断题

1. √   2. ×   3. √   4. ×   5. √   6. ×   7. ×   8. √   9. √   10. √
11. × 12. × 13. × 14. √ 15. × 16. √ 17. × 18. √ 19. × 20. ×
21. × 22. × 23. × 24. √ 25. √ 26. × 27. √ 28. √ 29. √ 30. ×
31. × 32. × 33. √ 34. × 35. √ 36. ×

三、多选题

1. AD   2. ABC   3. ABCD   4. ABCD   5. ABCD
6. ABCD   7. ABC   8. ABCD   9. ABCD   10. ABCD
11. ABCD   12. ABCD   13. AD   14. ACD   15. ABCD

模拟练习四

一、单选题

1. C   2. C   3. C   4. D   5. B   6. C   7. B   8. A   9. A   10. C
11. C 12. C 13. A 14. B 15. A 16. D 17. A 18. C 19. B 20. C
21. B 22. B 23. B 24. B 25. D 26. C 27. C 28. A 29. A 30. C

31. B　32. A　33. D　34. C　35. C　36. B　37. D　38. D　39. B　40. B

二、判断题

1. √　2. √　3. √　4. √　5. ×　6. √　7. ×　8. ×　9. ×　10. ×
11. √　12. √　13. ×　14. ×　15. √　16. √　17. ×　18. √　19. ×　20. √
21. √　22. √　23. √　24. √　25. √　26. √　27. √　28. √　29. √　30. ×
31. √　32. √　33. ×　34. √　35. ×　36. √　37. ×　38. √　39. √　40. √

三、多选题

1. ABC　　　2. ABCD　　　3. AB　　　4. AD　　　5. ABC
6. ABD　　　7. ABCD　　　8. ABCD　　　9. ABCD　　　10. ABD
11. ABCD　　12. ACD　　　13. ABCD　　14. ABCD　　15. ABCD
16. ABCD　　17. ABCD　　18. ABCD　　19. ABD　　　20. ABCD